LES
Régimes des Arthritiques
aux Eaux de VITTEL

GOUTTE, GRAVELLE, COLIQUES
HÉPATIQUES, DIABÈTE OBÉSITÉ

Par le Docteur CONSTANT

ANCIEN INTERNE DES HOPITAUX
MÉDECIN CONSULTANT AUX EAUX DE VITTEL

L'Été à VITTEL — L'Hiver à NICE

...

TOUS DROITS RÉSERVÉS

...

Prix : QUATRE Francs

SAINT-DIZIER

TYP. ET LITH. O. GODARD ET A. BRULLIARD

1905

LES RÉGIMES DES ARTHRITIQUES

AUX EAUX DE VITTEL

LES
Régimes des Arthritiques
aux Eaux de VITTEL

GOUTTE, GRAVELLE, COLIQUES
HÉPATIQUES, DIABÈTE, OBÉSITÉ

Par le Docteur CONSTANT

ANCIEN INTERNE DES HOPITAUX
MÉDECIN CONSULTANT AUX EAUX DE VITTEL

L'Été à VITTEL — L'Hiver à NICE

Prix : QUATRE Francs

SAINT DIZIER

TYP. ET LITH. O. GODARD ET A. BRULLIARD

1905

INTRODUCTION

Dans nos stations thermales, les régimes constituent actuellement une des légitimes préoccupations et du corps médical et des malades.

La nécessité de ces régimes, depuis longtemps reconnue, s'est surtout imposée réellement depuis une vingtaine d'années, avec ce raisonnement sûr, cette observation profonde, fortifiés et secondés puissamment par les intéressantes découvertes de la science moderne.

Des pratiques anciennes, quelques-unes ont survécu au milieu de la tourmente des siècles et de la multiplicité des opinions : elles témoignent du bon sens de leurs auteurs, qui, à défaut de données scientifiques certaines, avaient puisé dans l'observation sérieuse des faits journaliers l'idée de réfréner les excès de table par le régime et, par là, de modifier et d'entraver le cours de certaines maladies en en restreignant les causes.

L'histoire de la médecine est pleine des noms de ceux qui depuis longtemps se sont occupés de la question, depuis le traditionnel Hippocrate jusqu'aux plus grands savants de notre époque. Elle est curieuse, l'histoire de ces régimes, parce qu'elle est, en somme, mélangée à l'histoire des races et des religions. Car ce sont surtout ces dernières et, parmi elles, la civilisation chrétienne, qui représentaient, au milieu de ce moyen-âge féodal et guerrier et au milieu des rivalités constantes de partis, de provinces et de pays, le bon sens et la logique, et ont eu l'idée, en leur fixant un caractère religieux, seul capable d'être respecté à cette époque, de recommander et d'imposer aux générations passées les premiers principes de régime et d'hygiène générale, dont la sagesse pratique n'en a pas moins eu de salutaires résultats pour la conservation de la majorité de l'espèce humaine.

Avec l'empirisme, ces recommandations tiennent une large place dans l'histoire, jusqu'au moment où la chimie, de plus en plus enrichie par ses découvertes, vient aider la clinique et l'observation dans leurs investigations et constituer la base assurée de leurs conseils.

Et c'est l'honneur des premières aurores de ce siècle d'avoir mené à bonne fin ce travail.

I

Origine des aliments. — Aliments simples et substances alimentaires

Parmi les principes nécessaires et indispensables au maintien de la vie et à son entretien chez l'être humain, l'alimentation tient une place importante.

Son rôle commence avec la naissance et se continue, avec des variantes en qualité et en quantité, pendant toute l'existence de l'individu, jusqu'au moment où la mort vient mettre un terme à ce merveilleux concours de forces, d'énergies, de transformations et d'échanges qui constituent la vie. C'est, en somme, la nutrition dans ce qu'elle a de plus intime, c'est la vie de la cellule, absorbant, décomposant, transformant, à l'aide des ferments, les matériaux alimentaires qui lui arrivent par la voie sanguine et les lymphatiques.

L'être humain puise généralement sa nourriture dans les trois règnes, animal, végétal et minéral ; cette diversité d'origine constitue pour lui un régime mixte, où il réunit, dans des proportions que j'indiquerai plus loin, les différents matériaux nécessaires, d'un côté à l'entretien de la vie, de l'autre à réparer les pertes que son organisme subit du fait du travail, de la respiration, etc...

L'homme adulte, en plein état de santé, doit donc retrouver exactement dans son alimentation, et proportionnellement à ses pertes, les éléments nécessaires et suffisants pour remplacer ce qui a été utilisé pour produire de la chaleur ou du travail. Il dépasserait certainement la mesure en satisfaisant ses goûts, en se livrant à ses penchants naturels, en s'adonnant aux excès toujours nuisibles et toujours dangereux, dont les effets funestes ne tardent pas à se faire rapidement sentir. Être intelligent et raisonnable, il doit s'en tenir strictement à combler les vides, sans outrepasser la mesure, ni sans la diminuer, surtout si son rang social le met à l'abri des misères et des privations de l'existence. Et c'est à cette condition qu'il maintiendra dans son fonctionnement normal cette merveilleuse machine si bien douée dont tous les éléments, associés pour un rôle bien défini, lui assureront la conservation de l'existence et le mettront a l'abri de ces troubles profonds qui compromettent, avec la nutrition, l'équilibre si nécessaire au maintien de la santé. C'est ainsi qu'il se prémunira pour toujours ou retardera pour long-temps les tendances héréditaires vers l'évolution si douloureuse et quelquefois si péniblement déformante de la goutte ; qu'il évitera les manifestations si déchirantes de la lithiase, les lésions rénales, hépatiques, etc., en un mot tout ce cortège de maladies habituellement désignées sous le nom d'herpétisme ou d'arthritisme.

Cet équilibre si nécessaire, A. Gautier l'a bien défini au début de son intéressant livre sur « l'Alimentation et les Régimes ».

« Mais si, dit-il, en vertu d'une cause interne ou externe, la déséquilibration se produit, si l'individu vient à perdre plus qu'il ne gagne, ou à accumuler plus qu'il ne perd, si la nutrition est anormale, telles ou telles cellules se chargeant d'albumines, de graisses, de matières azotées incomplètement usées ou oxydées, si les organes de désassimilation s'encombrent ou s'épuisent, si les filtres éliminateurs des matériaux impropres à la vie ne fonctionnent qu'imparfaitement, si l'alimentation ne fournit plus les quantités d'azote, de fer, de phosphore, de potasse, de chaux, de magnésie, etc., nécessaires, si quelques-unes de ces matières spécifiques rares, dont la signification nous a longtemps échappé, l'iode, le brome, l'arsenic, le manganèse, etc..., viennent à diminuer ou disparaître des aliments et des organes, si les oxydations ne sont pas suffisamment assurées faute d'oxydases, si les autres ferments de l'économie sont en trop grande ou en trop faible proportion, ou bien s'ils sont rendus inertes par des ferments pathogènes d'action opposée, etc., alors le tempérament vicieux, la diathèse morbide, la prédisposition, l'état pathologique, la maladie aiguë ou chronique s'établissent, quelquefois brusquement, plus souvent petit à petit. »

L'alimentation chez l'homme sain a donc pour rôle essentiel, en s'appuyant sur les trois règnes, animal, végétal, minéral, de rendre à l'organisme les principes nécessaires à réparer ses pertes et, parmi ces principes, ceux surtout qui entrent dans la constitution de la cellule ou dont la constitution s'en rapproche le plus.

Ce sont d'abord les albuminoïdes qui jouent le plus grand rôle dans la constitution des tissus, qui, par hydratation, donnent les nucléines et enfin, par une série de décompositions des amides acides, la leucine, la tyrosine, le glycocolle, l'urée, etc. Ce sont les plus importantes des matières protéiques. D'autres, plus simples, dont le type est l'albumine de l'œuf, n'en diffèrent que parce que le phosphore en est absent.

Puis viennent les graisses et les hydrocarbonés (glycogène, sucre, etc.), l'eau et les principes minéraux ; ce sont là les véritables principes alimentaires ou, pour employer l'expression de Beaunis, les aliments simples ou substances nutritives.

En général, ces divers principes ne sont pas absorbés isolément, c'est-à-dire que l'aliment n'est pas exclusivement et rien qu'un albuminoïde, un hydrocarboné. L'aliment est généralement constitué par l'assemblage d'un ou plusieurs corps simples, dans des proportions variables pour chaque espèce. C'est ainsi que la viande de boucherie contient des albuminoïdes, des graisses, des sels et de l'eau dans des proportions différentes, l'eau et les albuminoïdes étant en proportion bien supérieure aux autres éléments. Le foie contient des albuminoïdes, des graisses, des hydrocarbonés, des sels et de l'eau, toujours dans des proportions différentes.

Et encore, parmi tous ces éléments, issus du règne animal, les proportions de ces substances changent considérablement ; la viande d'oiseau est plus riche en albuminoïdes que la viande de mammifère, le cerveau moins riche que le foie. La viande de poisson contient généralement plus de graisse que celle des animaux ; celle des oiseaux en renferme la moitié moins ; le foie seul contient des hydrocarbonés.

Et parmi les autres produits issus du règne animal, l'œuf contient plus d'albuminoïdes que la viande, le fromage en renferme un bon tiers en plus que l'œuf. Les laits de femme ou de vache sont bien inférieurs à tous les autres produits du règne animal, mais ils leur sont supérieurs en quantité en hydrocarbonés, puisque presque tous en sont dépourvus.

Si l'on passe du règne animal au règne végétal, mêmes divergences. Le seigle, l'orge, l'avoine, les légumes (pois, haricots, fèves, pommes de terre, etc.) contiennent des albuminoïdes, des graisses, des sucres, des sels et de l'eau. Le sarrasin ne contient pas de graisses ; il en est de même des choux-fleurs et des fruits (pommes, poires, cerises, raisins). Et de même aussi le riz contient bien moins de substances grasses que l'orge, l'avoine et tous les légumes ; mais, en revanche, il contient beaucoup plus d'hydrocarbonés que tous les autres végétaux.

A côté de ces aliments simples, je dois mentionner les aliments que l'on peut appeler accessoires, qui ne rentrent pas dans les catégories précédentes et qui sont l'alcool, le thé, le café, les condiments, etc.

Pour avoir une notion exacte des aliments, il est nécessaire de passer en revue les différents éléments contenus dans ces groupes d'éléments simples.

Albuminoïdes. — Les albuminoïdes se rencontrent dans le règne animal et dans le règne végétal. Ces substances abondent particulièrement dans le règne animal : ce sont la myosine de la fibre musculaire, la caséine du lait, l'albumine de l'œuf, du sérum, la fibrine du sang, l'hémoglobine, etc., la gélatine de l'os et du cartilage. Dans le règne végétal, c'est la légumine, en proportion considérable dans les pois, haricots, lentilles, l'amidon des céréales.

Les albuminoïdes sont définis par trois sortes de caractères : 1° la composition centésimale ; 2° les réactions de coloration ; 3° les produits de dédoublement (1).

Les matières albuminoïdes renferment toujours des matières minérales (acide phosphorique, chlore, calcium, magnésium et sans doute aussi du fer), faisant partie intégrante de la molécule elle-même. On ne conçoit pas l'albumine pure, exempte de matières minérales, sans changement profond dans les propriétés de la molécule.

Graisses. — Les graisses proviennent aussi et des animaux et des végétaux : elles affectent, suivant leur origine et leur préparation, une différence de consistance et de valeur alimentaire qui les fait désigner tantôt sous le nom d'huiles, de beurre ou de graisses proprement dites. Les huiles sont exclusivement d'origine végétale. Le beurre et les graisses sont de provenance animale, soit qu'ils fussent isolés des principes qui leur ont donné naissance, tel le beurre du lait ; des animaux dont ils proviennent, comme le lard ; ou alors réunis à leur source originelle, mélangés aux muscles, aux différents organes, ou comme le beurre, matière grasse issue de la crème par le battage.

Les graisses animales ne sont pas la propriété exclusive des

---

(1) E. Lambling. — Pathologie générale.

animaux à sang chaud ; on les rencontre en très grande abondance même chez les poissons, ce qui les fait exclure dans certains cas de l'alimentation.

Hydrocarbonés. — Ces aliments sont en grande partie fournis par le règne végétal ; le règne animal ne fournit guère à cette catégorie que la substance glycogène ou amidon animal provenant du foie des animaux et qui n'a qu'une minime importance et, en second lieu, le sucre de lait, qui a, lui, son importance spéciale, son rôle défini, sur lequel il n'est pas nécessaire d'insister.

Tous les autres éléments proviennent du règne végétal et comprennent l'amidon, les sucres et le glycose.

L'amidon se rencontre dans un grand nombre de variétés parmi les végétaux, dans certaines racines, dans les tubercules (pommes de terre, topinambours (inuline), etc.), dans les fruits, dans les graines des céréales et des légumineuses.

Beaunis rangerait aussi dans cette classe la cellulose, les gommes et les mucilages (1).

Les sucres sont tout d'abord les sucres issus de certaines plantes cultivées à cet effet ; je veux parler surtout de la canne à sucre et de la betterave, qui sont pour ainsi dire (les sucres) la monnaie courante de l'alimentation. Mais ils existent aussi dans des proportions assez importantes dans les légumes usuels, pois, carottes, navets, etc.

Quant au glycose, il provient en majeure partie des végétaux. On le tire des fruits sucrés, du miel, des boissons fermentées (vin, bière, cidre, etc.), des liqueurs. On en trouve dans le foie, dans les muscles, lequel provient de l'alimentation. Mais l'alimentation serait incomplète sans l'eau, les substances minérales ; j'y ajouterai l'étude de l'alcool et des acides végétaux.

---

(1) Beaunis. Physiologie.

Eau et substances minérales. — La question de l'eau joue un rôle prépondérant dans l'alimentation, car, outre la quantité contenue dans les aliments et qui d'ailleurs serait insuffisante, il en faut une proportion s'élevant à 2.450 gr. pour réparer les pertes journalières.

Autant que possible, et ces conditions deviennent de plus en plus faciles à remplir à notre époque, étant donné le réel souci apporté à l'organisation du système des eaux et à la purification de celles-ci, l'eau potable, suivant la formule habituellement en usage, doit être fraîche, limpide, sans odeur et d'une saveur agréable ; il faut ajouter faiblement saline, aérée, légère à l'estomac, imputrescible, apte aux principaux usages domestiques. Il est inutile de rappeler les conséquences funestes pour la santé, d'eaux impures et les terribles ravages de la fièvre typhoïde dans les pays où la pureté de l'eau n'est pas suffisamment garantie par des travaux et des drainages appropriés.

Une eau potable est donc celle qui réunit les conditions de la définition donnée plus haut ; elle est fraîche entre 9° et 14°, suivant les saisons (printemps ou automne) ; on la dit froide à 5° ou 6° ; le maintien continuel de la même température est pour une eau une garantie sérieuse de sa pureté.

Par contre, la limpidité de l'eau n'est pas une garantie absolue de cette pureté ; mais cette propriété la rend toujours plus agréable à boire.

Quant à la saveur des eaux, elle varie avec la prédominance de certains sels qui entrent dans leur composition ou avec la présence de matières organiques ; la magnésie les rend amères, l'albumine leur donne un goût de terre mouillée, etc.

Les eaux potables doivent surtout contenir des gaz et des sels minéraux en dissolution. L'aération de l'eau est une garantie de sa digestibilité et en même temps une assurance de sa pureté ; car, les eaux dites lourdes, où il y a manque d'oxygène ou raréfaction, indiquent la présence « de matières organiques et surtout organisées en train de se décomposer en s'oxydant, et par conséquent en enlevant à l'eau l'oxygène qu'elles absorbent et font disparaître (1).

Les bonnes eaux potables, dit le même auteur, contiennent, par litre, de 25 à 35 cc. de gaz formés pour un tiers environ d'acide carbonique, le reste étant un mélange d'oxygène et d'azote, dans la proportion en volume de 31 à 33 pour 100 du premier et de 69 à 67 du second. La quantité d'oxygène dans les eaux de source est plus faible à leur émergence.

Pour être plus complet, j'ajouterai que les eaux qui se prêtent facilement aux usages domestiques (savonnage, cuisson des légumes) peuvent être considérées généralement comme des eaux potables, quoique la règle ne soit pas absolue et qu'une eau puisse être sérieusement infectée tout en conservant cette aptitude aux usages domestiques.

L'eau renferme en outre des substances minérales dont la présence est indispensable, parce qu'elles contribuent à réparer les pertes faites journellement par l'organisme, pertes que l'on verra plus tard s'élever en un jour à 25 gr. Toutefois, la trop grande richesse de certaines eaux en sels calcaires, terreux, de magnésie, chlorures alcalins, n'est pas sans inconvénient, puis que ces principes ont souvent pour conséquence de modifier d'une façon désagréable le goût et la saveur de ces eaux et d'être souvent, comme certaines eaux magnésiennes, un excellent milieu pour le développement de cultures microbiennes.

Beaunis prétend que l'eau contient de 25 à 100 centigrammes de résidu fixe par litre, mais que normalement cette proportion ne devrait pas dépasser 50 centigrammes.

C'est d'ailleurs la limite de résidu fixe que A. Gautier assimile à une eau potable, quoique les recherches faites sur certaines eaux, dites les meilleures (Eaux du Rhin, de la Vanne,

---

(1) A. Gautier. L'alimentation et les régimes.

de la Dhuis, etc.), ne dépassent pas 0,312 de résidu fixe (Eau de
la Dhuis) et, chose curieuse, étant donné son origine et surtout
son trajet montagneux, l'eau du Rhône ne donne que 0,182 de
résidu fixe.

Le sel dominant des eaux potables est le bicarbonate de
chaux, qui représente très souvent en proportion presque la
moitié de la valeur des sels minéraux contenus dans un litre
d'eau. A côté de lui, se trouvent surtout des chlorures alcalins,
des sulfates alcalins et terreux, de la silice, du carbonate fer-
reux et des traces d'alumine, de fluorures et de phosphates.

La présence des nitrates minéraux dans les eaux, sans constituer par elle-même un danger, n'en est pas moins un signe
de méfiance pour celles-ci, qui ont dû contenir « des matières
organiques azotées, oxydées dans la suite par des ferments ni-
treux et nitrique ».

L'alimentation ne puise pas exclusivement dans l'eau ses
matières minérales, d'autant plus qu'elles seraient généralement insuffisantes, et que les eaux même les plus potables ne
contiennent pas tous les principes indispensables à la nutrition ; elle doit chercher et emprunter à d'autres sources ces
principes minéralisateurs, indispensables à réparer les pertes
et à entrer dans la constitution de nos tissus. Car, parmi les
phénomènes généraux de la nutrition, l'absorption des sels
minéraux est un facteur d'une réelle importance. L'être humain
perd tous les jours une certaine quantité de principes minéraux par les différentes voies d'excrétion (reins, peau, etc.),
pertes qu'il faut compenser par des substances qui ne peuvent
être apportées que par l'alimentation. La privation de ces sels
minéraux a les conséquences les plus funestes pour la santé de
l'individu, car, s'il est prouvé que, même en l'absence d'apport
de substances minérales, on retrouve certaines de ces substances
dans les excrétions (urines, etc.), c'est alors aux dépens de l'or-

ganisme que s'effectue ce travail, qui est en somme une véritable désagrégation des tissus.

Il suffit de quelques lignes pour retracer leur importance : ils sont partout dans la constitution de l'être humain, dans ses organes, dans ses tissus, dans les liquides qui les imprègnent, dans le sang qui les nourrit ; on les retrouve dans le rein, le foie, le pancréas ; ils entrent dans la constitution de l'émail et de l'ivoire des dents ; on les retrouve dans les appareils les plus délicats, dans le globe de l'œil (corps vitré, cornée, cristallin) ; ils sont dans les muscles et ne font pas défaut dans les cheveux.

Certaines maladies ont leur physionomie caractéristique qui traduit non pas leur absence, mais leur insuffisance à l'œil le moins exercé ; et, sans être au courant du rôle exact joué par certains sels, le public a depuis longtemps reconnu et l'utilité et les avantages du fer dans la chloro-anémie.

Les sels sont en proportions relatives, sous des combinaisons diverses, mais on peut dire que les principaux sont la potasse (potasse ou chlorure de potassium), la soude (soude ou chlorure de sodium, surtout absorbé sous forme de sel marin), la chaux, la magnésie, le chlore, le fluor, le fer (oxyde de fer et phosphate de fer). Il faut citer aussi l'arsenic contenu dans quelques végétaux (chou, rave), mais dont la source la plus abondante est le sel marin ou sel de cuisine.

Le manganèse a été signalé dans les cendres de beaucoup de légumes comestibles (chou-fleur, asperges, salade, raisin, etc.).

Le brome, l'iode existent dans les asperges, carottes, champignons, fraises, haricots verts, poires, raisins, laitue, artichauts, etc.

Le soufre provient des albuminoïdes animaux et végétaux.

Le phosphore et ses composés sont indispensables à la fixation de la matière albuminoïde ; il est assimilé surtout sous forme organique, car les phosphates solubles, alcalins ou terreux sont difficilement assimilables. Le rôle utilitaire de ces sels est indiscutable : leur présence en quantité normale est absolument nécessaire ; leur privation constitue rapidement une sérieuse et dangereuse atteinte à la santé de l'individu.

Ils joueraient même encore un autre rôle important : les sels des acides gras (acétates, butyrates, oléates), les citrates, malates, les acides gras, s'oxydent dans l'économie en produisant de la chaleur et donnent des carbonates ou des bicarbonates solubles qui vont alcaliniser les humeurs et assurer ainsi les oxydations et le fonctionnement général.

D'où proviennent ces substances minérales ? L'être humain les emprunte aux animaux et aux végétaux ; la plante les a trouvés dans le sol, les a assimilés et les cède à l'homme par l'alimentation végétale, de même que l'animal, l'empruntant à la plante et l'emmagasinant dans certains de ses organes, les cède à l'homme sous différentes combinaisons par l'alimentation carnée. C'est pourquoi on les rencontre dans toutes les viandes et dans toutes les parties de la viande, dans le bœuf, le veau, le porc, le chevreuil, surtout dans le foie des animaux et particulièrement dans les bouillons et extraits de viande, où ils sont immédiatement dissous ; dans les poissons, dans les légumes, où ils sont répartis suivant des proportions bien définies et bien connues de nos jours.

Je reproduis ici le tableau emprunté à Moleschott, donnant les proportions pour 1.000 parties de sels minéraux contenues dans certaines catégories d'aliments où l'on peut se rendre compte que le fromage, parmi les principes issus des animaux, les amandes parmi les végétaux et les fruits, sont ceux qui contiennent le plus de substances minérales. Le blanc d'œuf,

Aliments	Sels pour 1.000 parties	Aliments	Sels pour 1.000 parties
Blanc d'œuf	5.33	Poires	3.57
Veau	5.75	Pommes	3.65
Anguille	9.40	Riz	5.01
Porc	11.12	Raisin	6.18
Foie de porc	11.21	Cerises	6.58
Chevreuil	11.25	Chou-fleur	7.35
Foie de mouton	11.29	Fraises	7.56
Foie de bœuf	11.53	Pêches	7.68
Jaune d'œuf	11.62	Asperges	8.08
Canard	12.64	Pain de froment	8.16
Saumon	12.64	Abricots	8.34
Brochet	12.90	Farine de froment	8.63
Poulet	13.75	Salade	8.70
Sole	15.30	Pommes de terre	10.25
Bœuf	16.»»	Artichauts	11.70
Lard	16.40	Maïs	12.87
Foie de veau	16.86	Seigle	14.61
Raie	17.10	Châtaignes	15.17
Maquereau	18.50	Lentilles	16.65
Hareng frais	19.»»	Froment	19.96
Carpe	20.»»	Epinards	20.30
Fromage	54.13	Pois	23.75
Orge	26.55	Amandes	47.28

en suivant la même comparaison, et les poires sont ceux qui en contiennent le moins ; les épinards, les pois atteignent une forte moyenne comme poids de substances minérales, moyenne supérieure à n'importe quelle viande. Enfin les poissons, et surtout la carpe, sont bien supérieurs aux viandes en général comme teneur en sels minéraux.

Le tableau suivant, emprunté au même auteur, donnera une idée des proportions des différents sels minéraux contenus dans les principales substances alimentaires, calculées sur 100 parties de cendres.

Pour 100 parties de cendres	Potasse	Chaux	Magnésie	Soude	Chlorure de sodium	Oxyde de fer	Acide phosphorique	Acide sulfurique	Silice
Lait de vache.	23.46	17.34	2.20	6.96	4.74	0.47	28.04	0.05	0.06
Sang de porc .	22.21	1.20	1.21	7.62	41.31	9.10	12.20	1.74	—
Bouillon	43.19	—	—	—	—	—	26.24	2 95	—
Extrait de viande	46.12	0.23	1.96	10.45	—	Traces	36.04	0.27	—
Chair musculaire.	39.40	1.80	3.88	4.86	1.47	1.00	46.74	0.30	—
Cerveau.......	32.42	0.72	1.23	10.69	4.74	—	48.17	0.75	0.42
Foie de veau..	34.10	1.99	1.45	2.35	10.59	0.27	48.13	—	0.81
Blanc d'œuf...	27.66	2.90	2.70	12.09	39.30	0.54	3.16	1.70	0.28
Jaune d'œuf ..	10.90	13.62	2.20	1.08	9.12	2.30	60.16	—	0 62
Froment......	27.04	1.97	6.60	0.45	—	1.35	62.59	—	—
Seigle	32.69	2.91	10.16	4.45	—	0.82	47.35	1 45	0.17
Orge	20.91	1.67	6.91	—	—	2.10	38.48	—	29.10
Haricots	39.51	5.91	6.43	3.98	3.71	1.05	34.50	4.91	—
Lentilles	34.76	6.34	2.47	13.50	4.63	2.00	36.30	—	—
Pommes de terre	51.21	3.35	13.58	—	2.41	—	11.91	6.50	7.17
Navet	37.55	9.76	3.78	12.63	4.91	0.74	8.37	6.34	0.76
Asperges......	22.85	15.91	6.34	2.27	7.97	5.11	18.32	7.32	12.53
Salade	22.37	10.43	5.68	18.50	15.09	2.82	9.39	3.85	11.86

On voit donc quelle place importante jouent les sels minéraux dans l'alimentation, puisqu'ils atteignent le chiffre élevé de 50 à 90 % ; la potasse et l'acide phosphorique représentent l'élément dominant.

Alcool et alcoolisme. — J'arrive enfin à une question toute d'actualité : l'alcool et l'alcoolisme.

L'alcoolisme est évidemment un véritable fléau à notre époque ; les ravages qu'il provoque atteignent autant les fonctions physiques que les fonctions intellectuelles ou morales de l'individu ; il compromet non seulement sa santé, mais l'avenir de la race et c'est en cela qu'il constitue un danger national.

La société actuelle s'est légitimement préoccupée d'établir des barrières pour arrêter ce funeste courant ; mais, si l'intention a été généreuse, les moyens employés ont été défectueux. Toutes ces ligues antialcooliques établies à grands renforts de réclame, souvent intéressée, n'ont eu aucun effet pratique pour entraver la marche du fléau. Qui n'a vu l'ouvrier, au sortir de ces réunions, se répandre, avec la même légère insouciance comme avec le même entrain, dans les différents cafés, je dois même dire les premiers cabarets qu'il rencontre sur son passage ? La passion est généralement plus forte que la raison.

Or, si l'on veut véritablement avoir raison de l'alcoolisme, il faut avoir l'Etat avec soi, non pas platoniquement, mais pratiquement. La vraie lutte contre l'alcoolisme, ce serait la réglementation par l'Etat des cantines et de leur nombre, la surveillance effective des produits vendus, la diminution de la production de l'alcool, des répressions plus sévères de l'ivresse, etc.

Mais ce serait se leurrer de croire que l'Etat entrera jamais dans cette voie, surtout de nos jours ; il est trop intéressé, financièrement et politiquement parlant, à voir continuer cet état de choses. L'alcool, les droits sur la vente, la fabrication sont pour lui une ressource considérable, à laquelle il se gardera bien de toucher à une époque où les besoins d'argent sont sans cesse croissants, malheureusement sans profit pour le pays.

Et puis il y a le petit billet de l'électeur ; les cabarets sont les officines louches des opérations électorales, surtout maintenant où la dignité fait de plus en plus place à de honteux marchandages. Et la plupart des élus, de ceux-là même qui tonnent souvent le plus fort contre les horreurs de l'alcoolisme, connaissant l'inefficacité des moyens actuellement employés pour l'arrêter, pensent au fond d'eux mêmes qu'il vaut mieux continuer à abrutir l'homme plutôt que de le relever, afin d'éviter un terrible réveil de la conscience des foules.

Au point de vue physiologique et considéré comme aliment, il ne s'ensuit pas que l'alcool, s'il n'est pas pris en excès ou d'une façon continue à petites doses (alcoolisme latent), doive être absolument proscrit.

La consommation de l'alcool débute avec l'origine des peuples : les Grecs, les Romains, les Egyptiens connaissaient la manière de faire fermenter certaines graines et en tiraient des produits analogues à nos bières, à nos alcools modernes. Il semblerait même que cet alcool est un besoin inné de l'espèce humaine ; car, si l'on examine les produits des races les moins civilisées, les plus disparates au milieu de la machine terrestre, toutes ont un produit spécial fermenté. C'est le vin de palme et le pulqué au Mexique, l'arak dans les Indes, le manduring des Chinois, le chong du Thibet, le kangang-tsyjen des Tartares, les boissons fermentées des Cosaques.

Liebig avait déjà laissé entrevoir le rôle alimentaire de l'alcool ; il le considérait comme une sorte d'aliment respiratoire, de substance oxydable, utile pour réparer les besoins de l'économie. Ce n'était point l'avis de Lüdger en 1860, de Lallemant, Durroy et Perrin, qui prétendaient que l'alcool n'est pas brûlé dans l'organisme, qu'il le traverse simplement après avoir intoxiqué les centres nerveux. Puis on revient à l'opinion de Liebig, après une série de travaux importants où figurent les noms de Prout, Vierord, de Bouchardat, de Dujardin-Beaumetz (ces derniers partisans de l'idée de Liebig), d'Hermann, de Binz, plus récemment de Roos, de Montpellier, et de Chauveau. Les dernières et très intéressantes études faites avec toutes les garanties du calorimètre respiratoire, dues à MM. Atwater et Benedict, de Washington (1902), ont permis d'établir au millième près, que « les quantités de chaleur produites étaient identiques, soit quand on substituait l'alcool isodynamiquement dans le régime, soit quand le sujet, n'en consommant plus, recevait à la place de l'alcool une quantité proportionnelle de sucre et d'amidon ».

L'alcool est donc un aliment qui exerce une action préservatrice sur les albuminoïdes, et je partage complètement les idées d'A. Gautier quand il s'exprime ainsi : « Soit que l'individu travaille, soit qu'il reste au repos, l'alcool, à la façon des graisses et des sucres, protège les tissus et en particulier leurs matières protoplasmiques contre la destruction que provoque tout fonctionnement vital, mais à la condition toutefois qu'il soit donné sans abus, celui-ci entraînant des effets contraires. »

C'est donc un aliment d'épargne et un excitateur du système nerveux dont l'emploi *très modéré* et *peu fréquent* n'a pas d'effet nuisible. Je dirai même qu'il a son utilité chez l'ouvrier (modérément) qui travaille beaucoup et s'alimente mal ; il supplée au défaut de viande ; il est un excitateur bienfaisant à très petites doses chez le vieillard, dont les ans ont affaibli les forces et les réactions contre la maladie ; il est un stimulant pour le marin ; il réchauffe les pêcheurs transis et isolés dans les mers glaciales ; il ranime le soldat surmené et fatigué. Il est l'aliment de choix dans certaines circonstances pathologiques de la vie, pour soutenir un malade abattu par les fièvres ou par une longue convalescence ; il est le réconfortant des malheureux que la tourmente a surpris par les routes gelées des montagnes ; il est le tonique des épuisés.

Son emploi doit être plutôt réservé aux pays froids et humides ; il est nuisible dans les pays chauds, où point n'est besoin de ce stimulant et où le soleil et la lumière répandus à profusion constituent les meilleurs et les plus naturels des excitants.

De plus, comme je le laissais entrevoir plus haut, l'alcool comme le thé constituent des protecteurs efficaces contre l'u-

sure exagérée de la machine animale, dont ils paraissent faciliter le fonctionnement et améliorer le rendement comme tous
les principes aromatiques ; l'alcool, même ordinaire, tend à
réduire les échanges qui se produisent dans nos tissus et aussi
l'excrétion de l'azote urinaire.

Enfin quelle est la quantité d'alcool permise ? Le moins
possible. Les circonstances créent le besoin, lequel doit disparaître avec elles. Des expériences de Chauveau, Ch. Richet,
Bunge, il ressort que l'alcool est dangereux quand il atteint des
doses supérieures à 1 gr. 5 par jour et par kilogramme du poids
de l'individu. J'ajouterai aussi que, s'il peut être toléré chez
l'ouvrier qui peine et qui le transforme complètement par le
travail, mais à des doses que je considère devoir être éloignées
le plus possible du chiffre cité plus haut, il doit être raisonna-
blement interdit à celui qui ne dépense pas, à l'individu au
repos, à l'homme de cabinet, dont la vie intellectuelle est intense et dont le travail physique est à peu près nul ou insuffi-
sant. J'y reviendrai plus tard au sujet des régimes.

A la question de l'alcool se rattache celles du vin, de la
bière, du cidre, etc.

Le vin est le produit de la fermentation alcoolique du jus de
raisin frais arrivé à maturité. Son emploi remonte à une époque
très reculée, qui se confond avec la légende du pauvre Noé, sa
première victime ; il est la boisson dominante de notre pays. Il
contient, outre l'eau qui entre dans la proportion de 70 à 90 %,
une série de principes qui sont : l'alcool vinique avec des alcools homologues (amylique, propylique, butylique), des éthers,
de la glycérine ; quelquefois des traces d'aldéhyde, des sucres,
des gommes ou dextrines, des substances grasses très peu ; des
acides (acétique, lactique, citrique, butyrique, etc.), des substances colorantes, astringentes, tanniques, des essences, des
sels et des gaz.

La composition varie avec les crus ou plutôt avec les terrains et les climats où s'épanouit la vigne. Certains vins sont plus alcoolisés que d'autres ; parmi les plus riches en alcool, on trouve le marsala, le madère, le porto, qui marquent 17°5 à l'alcoomètre ; les bons vins du Midi, de la Bourgogne, d'Alsace n'ont que 7° à 8° à l'alcoomètre.

L'alcool principal est l'alcool éthylique, associé à des éthers, à des essences ; son absorption exagérée ou plutôt la trop grande consommation de vins riches en cet alcool produit rapidement une série de dérangements intellectuels et physiques, connus sous le nom d'ébriété.

Il serait trop long de passer en revue toutes les sortes de vins mis en circulation pour en faire une étude spéciale ; je me contenterai, dans les différents régimes, de signaler quels sont les vins qui peuvent être permis et à quelles doses.

Le vin doit-il être toléré ? Oui, mais en petite quantité. On lui a attribué certaines maladies spéciales, la cirrhose atrophique, etc. : je crois que cette prétention est exagérée ; les gens du bon vieux temps tenaient fort à honneur le bon vin de France, consommé d'ailleurs en abondance, et il n'est pas de notoriété courante que des affections du genre de la cirrhose soient venues troubler la marche si fréquente de l'existence vers une longévité généralement très avancée.

Ici, comme en toutes choses, l'excès est à déplorer et à combattre. Un litre de vin par jour et même un litre et demi sont chose possible et sans danger pour un individu soumis à un travail moyen, à la condition que ce soit du vin léger et qu'il soit additionné d'eau ; il devra être restreint à un demi-litre par jour pour l'individu au repos, le sédentaire, etc...

J'en dirai autant du cidre, du poiré et de la bière, qui sont aussi des produits de fermentation et dont il se fait grande consommation dans certaines régions de la France. Suivant A. Gautier, le cidre aurait des propriétés antigoutteuses qu'il de vrait à ses malates acides, qui excitent l'activité rénale et alcalinisent le sang.

Généralement la teneur en alcool de ces boissons est inférieure à celle du vin (4°5 à 4°8) ; il en est de même de la bière et du poiré, mais leur goût et leur saveur en rendent la consommation généralement plus abondante et, en somme, les conséquences sont à peu près les mêmes que pour le vin. L'abus de la bière conduit à l'obésité, à la distension de l'estomac ; elle peut devenir une des causes prédisposantes à la glycosurie, à l'athérome, aux maladies du cœur.

En résumé, il faut savoir se mesurer ; ce n'est pas l'usage de l'alcool, mais l'excès qui nuit à l'individu.

Quant aux eaux-de-vie et liqueurs fortes, elles sont en général d'un degré très élevé à l'alcoomètre et contiennent une série d'éthers ou d'alcaloïdes qui les rendent d'emblée dangereuses. Elles sont à proscrire sans aucune considération ; elles ne constituent pas un aliment proprement dit : ce sont des excitants nuisibles, des poisons du système nerveux qui doivent être totalement écartés de l'alimentation de l'homme sain, à plus forte raison du malade.

Acides végétaux et huiles. — Viennent ensuite les acides végétaux, acétique, citrique, tartrique, malique, oxalique, etc., que l'on trouve dans beaucoup de substances, tels que le vinaigre, les fruits, les légumes, le vin, les boissons acidulées. Ils sont, en général, moins des aliments proprement dits que des excitants de la digestion ; ils sont rapidement oxydés dans l'organisme et, pour la plupart, transformés en acide carbonique.

Quant aux huiles essentielles, essences végétales, elles sont employées comme stimulants de l'appétit ou excitants des sécrétions salivaires. Dans le même ordre d'idées, il faut ranger les condiments, dont on fait souvent un abus immodéré. On les divise, dit Gautier, en *aromatiques*, vanille, canelle, girofle, persil, cerfeuil, safran, laurier ; *âcres* ou *poivrés*, poivre, piments ; *alliacés* ou *allyliques*, ail, échalote, raifort, moutarde, ciboule, oignon ; *acides*, vinaigre, citrons, câpres, cornichons, pickles, etc. ; *salés*, potasse, soude, chaux, magnésie, fer ; *sucrés*, miel ; puis les condiments d'origine animale, qui sont les préparations de poissons demi-fermentés, anchois, caviar, boutargue, et enfin les aliments dits d'épargne, café, thé, cacao, dont les extraits ou alcaloïdes servent aussi à un usage thérapeutique.

Les substances alimentaires sont composées d'aliments simples ; je reviendrai plus tard, dans l'alimentation, sur les quantités nécessaires de ces substances alimentaires pour composer la ration d'entretien de l'individu et réparer les pertes de son organisme, de façon à composer le régime normal dans les proportions voulues.

II

Des aliments en général

L'alimentation, avec des variantes à l'infini comme préparation, se compose de viandes, légumes, fruits, fromages, condiments, boissons, etc.

Le tableau ci-joint représente la liste des principales viandes
et dérivés en usage :

Viandes de boucherie (abats et dérivés)

Bœuf	Charcuterie	Tête
Veau	Andouillettes	Oreilles
Mouton	Tripes	Extraits de viande
Agneau	Pieds	Sucs et jus
Porc	Cœur	Viandes desséchées
Lapin	Rate	Poudres de viande
Chevreau	Foie	Salaisons
Ris de veau	Poumons	Carne secca
Cervelle	Moelle	Peptones
Rognons	Cheval	Pemmican
Jambon cru ou cuit	Âne	Viandes réfrigérées ou
Saucisses	Mulet	congelées
Boudin	Peau	Bouillons

Volailles

Chapons	Dindes	Pintades
Poules	Dindonneaux	Oie
Poulets	Canards	Œufs
Poulardes	Pigeons	
Dindons	Canetons	

Gibier

Faisans	Macreuses	Outarde
Perdreaux	Cailles	Merles
Bécasses	Gélinottes	Sanglier
Bécassines	Coqs de bruyère	Chevreuil
Canards	Mauviettes	Lièvre
Sarcelles	Pluviers	Gazelle
Grives	Vanneaux	Lapins de garenne
Alouettes	Râles	

Poissons, Coquillages, etc.

(Mer)

Turbot	Eperlans	Homards
Barbue	Dorade	Langoustes
Soles	Rougets	Crevettes
Limande	Maquereaux	Anguilles
Bar	Harengs	Crabes
Loup de mer	Anchois	Poulpes
Raie	Alose	Sardines
Mulet	Saumon	Congres
Merlan	Huîtres	Loche
Thon	Moules	Tortue
Carrelets	Clovisses	
Morue	Oursins	

(Eau douce)

Saumon	Lamproie	Alose
Truites	Goujons	Vive
Carpes	Ombre	Tortue
Tanches	Brochet	Grenouilles
Perches	Fritures	Escargots
Anguilles	Ecrevisses	

Quelques considérations sur les viandes

La viande de bœuf est plus riche en matières azotées que les viandes de veau, mouton et de porc.

Les viandes diffèrent de composition et de goût suivant les régions de l'animal.

Le goût des viandes est plutôt dû aux matières extractives qui les accompagnent, surtout à leurs graisses spéciales et aux hydrates de carbone.

Les viandes d'animaux nourris avec des déchets (drèches, résidus de boucherie, tourteaux, etc.) sont de qualité bien inférieure.

La chair des animaux castrés est succulente ; celle des animaux en rut est détestable ou médiocre.

La chair des animaux engraissés trop rapidement est moins savoureuse, moins nutritive.

La meilleure viande est celle des animaux engraissés au pâturage.

La *viande de veau est de digestion moins facile* que celle de bœuf ; les cendres sont beaucoup plus acides que celles du bœuf.

Les autres viandes, âne, mulet, chiens, cités dans les viandes, quoique n'étant pas d'un usage courant parmi nous, sont excellentes et ont rendu dans des circonstances extraordinaires (sièges, expéditions, etc.) d'utiles services.

La viande salée est plus riche en parties assimilables, plus pauvre en eau et contient presque tous les matériaux nutritifs de la viande fraîche.

Dans les viandes fumées et salées, les matières albuminoïdes augmentent de 6 0/0 par rapport aux viandes fraîches.

Les viandes congelées ont la même valeur que les viandes fraîches, avec un peu plus d'albuminoïdes assimilables, 1 0/0 d'eau en moins, moins gélatineuses, avec un peu moins de glycogène ; seul, le goût diffère un peu des viandes fraîches.

Les viandes sauvages sont moins faciles à digérer que les viandes de boucherie ; elles sont moins grasses, ont plus de goût, sont plus excitantes.

Les abats, peau, tête, lard, contiennent, outre les albuminoïdes, des fibres élastiques et conjonctives, qui se transforment par cuisson en une matière gélatineuse très riche en nucléines ; aussi il faut les défendre aux arthritiques, goutteux.

Enfin, chose importante pour le calcul de l'alimentation et des régimes, on admet que la viande de boucherie mise en vente contient, pour cent parties, 18 à 20 0/0 d'os et d'aponévroses, 4,5 à 13 0/0 de graisses et 64 à 83 0/0 de chair musculaire, y compris graisses interstitielles.

En sorte que pour 1 kilog. de viande on a :

Os et aponévroses.	200
Tissus adipeux.	60
Chair proprement dite	740
	1.000

Quant à la classification des viandes en blanches, rouges et noires, elle est arbitraire ; les blanches contiennent autant de matières extractives que les noires, et quelques-unes, comme le lapin, le veau, le chevreau, le pigeon, sont plus riches en nucléines et donnent par conséquent plus d'acide urique que les viandes rouges. C'est *évidemment une révolution à opérer dans la constitution des régimes*, mais il faut s'incliner devant les faits et ne conseiller que parcimonieusement certains mets.

La viande de poisson peut provoquer l'urticaire, l'eczéma chez certaines personnes, mais elle est de plus facile digestion que la viande des herbivores. Sa consistance varie avec les époques de l'année et les milieux où vivent les poissons ; il en est de même du goût. Elle a l'inconvénient de s'altérer très rapidement.

La quantité de matière nutritive azotée chez les poissons est généralement inférieure de 2 à 4 0/0 à la chair des mammifères.

Les matières extractives sont moins abondantes pour le poisson que pour la viande de bœuf.

Chez les poissons de mer, les matières minérales sont plus

abondantes et plus riches en chlorure de sodium ; ceux d'eau douce sont plus riches en phosphates de potasse.

La chair des poissons maigres (sole, merlan, brochet, perche) bouillis, n'introduit qu'un minimum de matières extractives excitantes.

Les poissons salés ou boucanés (morue salée, hareng salé, etc.) sont des aliments très riches en matériaux albuminoïdes.

La grenouille est un aliment de facile digestion.

Parmi les dérivés des viandes, les aliments les plus importants sont les œufs et le lait.

Les œufs tiennent une grande place dans l'alimentation journalière, particulièrement les œufs de poule.

Les parties les plus importantes sont le blanc ou albumen, formé de trois corps protéiques et dont les cendres sont assez riches en potasse.

Le jaune d'œuf est formé par des matières grasses, des lécithines et des substances albumineuses spéciales, des phosphates de chaux et de magnésie, du fer et de l'arsenic (G. Bertrand, Académie des sciences, 13 mai 1903). La constitution de l'œuf en fait un aliment très assimilable, réparateur et de digestion facile.

Quant aux œufs de poissons, ils n'entrent que dans des préparations spéciales (caviar, boutargue) qui en font plutôt des condiments.

Le lait joue un rôle considérable dans l'alimentation, avec ses dérivés ; la valeur du lait consommé annuellement dépasserait plus d'un milliard.

Je ne m'occuperai ici que du lait de vache. Il est composé d'un plasma contenant en suspension des globules de beurre et de fines granulations de phosphates ; il se congèle à — 0°53. Au repos, il se sépare en deux couches, dont la partie supérieure est la crème, qui renferme les globules du beurre.

La matière qui devient insoluble par la coagulation du lait est la caséine, substance albumineuse.

La proportion de beurre par litre est de 30 à 82 gr. chez la vache.

Le sucre de lait qui est dissous dans le plasma est dans les proportions de 35 à 50 gr. (vache).

Le lait contient en outre des lécithines, de la nucléine, des traces d'urée, de créatine, d'acide citrique, d'alcool ; des matières colorantes et parfumées, des microbes, des ferments diastasiques (A. Gautier) et surtout des matières minérales en abondance ; enfin, des gaz (acide carbonique, azote, oxygène).

LAIT ET DÉRIVÉS

Crème, beurre.	Babeurre.	Kéfir.
Petit lait.	Kumys.	Yaourt.

Fromages ou dérivés de la caséine :

Cuits : Gruyère. Parmesan. Bresse.

Crus :
- Salés : Hollande. Cantal. Chester. Roquefort.
- Non salés : Brie. Gérardmer. Normandie. Bretagne. Camembert. Livarol. Mont-Dore.

Fromages non fermentés : Fromage à la pie. Fromage gras de Savoie, de Gournay, de Viry.

L'alimentation de l'animal a une grande influence sur le goût, la composition du lait ; certaines substances comme la colchique peuvent en faire une boisson dangereuse.

Les fromages proviennent du caillage du lait pur ou même écrémé ; ils jouent un rôle important dans l'alimentation et favorisent la digestion ; les fromages fermentés à goût très accentué (roquefort, münster, etc.) doivent être interdits aux malades. Au contraire, les fromages cuits et non fermentés peuvent rendre de grands services.

Enfin les graisses, les huiles, les beurres sont empruntés au règne animal et au règne végétal ; ils ont une constitution analogue, formés de divers principes gras, qui sont des éthers (butyrine, margarine, stéarine, oléine). Les viandes grasses peuvent en contenir 35 0/0 de leur poids ; les végétaux, comme les amandes, noix, noisettes, jusqu'à 67 0/0.

Les graisses sont utiles à la préparation de nos aliments ; mais elles ne sont pas absolument nécessaires à la vie de l'individu, car il en provient du dédoublement des albuminoïdes et surtout des hydrates de carbone.

Les aliments empruntés au règne végétal constituent environ 77 0/0 de l'alimentation de l'homme.

Les végétaux contiennent les mêmes principes alimentaires fondamentaux que les aliments d'origine animale, avec cette différence que les matières protéiques dominent chez ces derniers, tandis qu'ils contiennent beaucoup plus de matières amylacées et de sucres.

Les matières protéiques des végétaux, différant de l'état qu'elles doivent atteindre chez l'animal pour entrer dans la constitution de ses organes, demandent un travail d'assimilation plus difficile (Gautier).

Les graisses végétales s'assimilent aussi facilement que les graisses animales.

Les hydrocarbonés sont difficilement absorbés ; une grande partie franchit l'intestin sans être absorbée.

Les végétaux jouent dans l'alimentation animale un rôle de premier ordre par leurs principes minéraux ; c'est la potasse qui prédomine ; les épinards en contiennent 4 gr. 5, les pommes de terre 3 gr. 2, les navets 3 gr. 7, les choux 2 gr. 6 0/0 ; le phosphore est aussi en notable quantité, généralement uni à la potasse et à la magnésie. En somme, les végétaux apportent à l'organisme une série de bases (sels de potasse, soude, magnésie, chaux) sous forme d'albuminates, malates, citrates, oxalates, qui saturent les acides de l'organisme (urique, hippurique, tactique, phosphorique, sulfurique, etc.) et par là continuent à maintenir l'alcalinité, indispensable au bon fonctionnement des organes et des tissus.

ALIMENTS D'ORIGINE VÉGÉTALE

CÉRÉALES

Blé ou Froment	Avoine	Maïs
Seigle	Sarrasin	Sorgho
Orge	Riz	

LÉGUMES

En grains

Pois	Farines diastasées de Blé
Pois chiches	— Froment
Haricots	— Avoine
Fèves	— Maïs
Lentilles	Conserves de légumes Haricots verts
Pois mange-tout	— Petits pois
Fèves de Soja	— Julienne
Poudres et farines de légumineuses et de graminées	Conserves de potages aux légumes

Bourgeons et Bulbes

Asperges
Artichaut
Chou et ses variétés :
    Chou vert frisé
    Chou pommé
    Chou rouge

Chou et ses variétés :
    Chou-fleur
    Chou de Bruxelles
Choucroute
Oignon
Poireau
Ail

Racines et Tubercules

Pommes de terre
Patates
Ignames
Manioc
Topinambour
Cerfeuil bulbeux
Navet
Rave
Champignons

Salsifi
Carotte
Betterave
Farines de légumes amylacées :
    Tapioca
    Arrow-root
    Sagou
    Salep

Légumes herbacés

Neutres	Chicorée	Neutres	Tétragone
»	Laitue	»	Céleri
»	Mâche ou Doucette	»	Epinards
»	Pissenlit	Acidulés	Oseille
»	Cardon	»	Rhubarbe
»	Bette	»	Cresson

Légumes fruits

Tomate	Pastèque	Câpres
Aubergine	Concombre	Courge
Piments	Potiron	
Melon	Cornichon	

FRUITS

Aqueux, acidulés

Pommes	Cerises	Ananas
Poires	Nèfles	Orange
Prunes	Fraises	Mandarine
Pêches	Framboises	Citron
Abricots	Raisins	Grenade
Brugnons	Groseilles	
Coings	Cassis	

Neutres

Banane	Figue	Datte

Amylacés ou huileux

Noix	Châtaigne	Olive
Amandes	Cacao	Fruit de l'arbre à pain
Noisettes	Cocos	

ALIMENTS NERVINS ET AROMATIQUES

Café	Chocolat	Maté
Thé	Kola	Coca
Cacao	Guarana	

BOISSONS

Eau	Vins mousseux	Bière
Alcool	Cidre	Liqueurs
Vin	Poiré	Eaux-de-vie

CONDIMENTS

Aromatiques

Vanille	Fenouil	Sariette
Canelle	Cerfeuil	Pimprenelle
Girofle	Persil	Serpolet
Muscade	Safran	Thym
Anis	Laurier	
Cumin	Sauge	

Acres ou poivrés

Poivre	Piments	Kava	Gingembre

Alliacés

Ail	Poireau	Cresson
Echalote	Rocambole	Radis
Ciboule	Raifort	
Oignon	Moutarde	

Acides

Vinaigres	Câpres	Pickles
Citron	Cornichons	

Salés

Sel marin

Sucrés

Sucre de canne	Hydromel

D'origine animale

Anchois	Harengs marinés	Boutargue
Caviar		

Le blé est celui de toutes les céréales qui contient le plus de matières protéiques assimilables ; parmi ses dérivés, il faut citer les gruaux, pâtes, macaronis, semoules.

Les cendres laissées par l'incinération des farines de blé, seigle ou de pain laissent des phosphates acides, tandis que celles des pois, fèves, haricots, choux, etc., laissent des cendres franchement alcalines. D'ailleurs, Wœhler a montré que les tartrates, citrates alcalins, passent dans les tissus à l'état de carbonates de potasse ou de soude qui vont alcaliniser le sang et les urines.

Les légumes secs et à plus forte raison les légumes herbacés sont une source indirecte d'alcalis ; ils régularisent les garde robes.

Les graines de légumineuses sont les plus riches en principes albumineux et en substances ternaires.

Les légumes en grains sont très riches en phosphates alcalins ; les alcalis sont en excès sur l'acide phosphorique et les autres radicaux acides.

Les légumes herbacés sont pauvres en principes nutritifs ; ils contiennent peu de corps gras, peu d'amidons, peu de sucres et d'albuminoïdes.

Ils sont surtout riches en sels à acides organiques (malique, citrique, tartrique, oxalique), en sels à bases alcalines, qui apportent aux cellules et au sang la potasse, la magnésie et la chaux indispensables.

Les champignons sont riches en principes azotés.

En somme, les légumes herbacés contiennent peu de matières organiques assimilables, mais surtout beaucoup d'eau et de sels riches en phosphates, potasse, soude, chaux, fer, etc...

Les fruits contiennent des sels à bases d'alcalis, qui vont alcaliniser les humeurs ; ils sont un peu diurétiques et laxatifs.

Une autre question importante, à laquelle on fait jouer un grand rôle dans les régimes, c'est la richesse des végétaux en acide oxalique ; je reproduis le tableau suivant, fruit des recherches d'Esbach, Cipolina, Albahary, qui donne les quantités exactes d'acide oxalique par kilogramme de substances fraîches.

Richesse des aliments usuels en acide oxalique

(par kilogramme de substance fraîche)

Aliment	Quantité	Aliment	Quantité
Cacao	3ᵍ52 à 4ᵍ50	Escarole	0ᵍ02
Chocolat	0.724 à 0.90	Mâche	0.02
Thé noir	1.34 à 3.75	Cresson	Traces
Infusion de thé (5 minutes)	2.06	Laitue	0.00
Poivre	3.25	Radis	Traces
Café (infusion)	0.13	Concombre	0.251
Oseille	2.74 à 3.63	Asperges	0ᵍ028 à 0.044
Epinard	1.91 à 3.17	Tomates	0.002 à 0.050
Rhubarbe en branche	2.47	Carottes	0.030
Haricots verts	0.06 à 0.21	Cerfeuil	0.035
Haricots blancs	0.31	Figues sèches	0.270
Betteraves	0.39	Cerises	0.025
Fèves de marais	0.280	Groseilles en grappes	0.13
Pain blanc	0.047 à 0.130	Pruneaux	0.12
Croûte de pain	0.020 à 0.130	Prunes	0.07
Mie de pain	0.270	Framboises	0.06
Choux de Bruxelles	0.02	Oranges	0.03
Choux-fleurs	0.00	Citrons	0.03
Fèves	0.16	Cerises	0.025
Pommes de terre	0.05	Fraises	0.01
Farine de sarrasin	0.17	Pommes	0.01
Seigle	0.00	Raisins	Traces
Lentilles	0.00	Vin rouge	0.00
Petits pois	0.00	Poires, Abricots	Traces
Haricots blancs	0.31	Pêches, Melons	Traces
Chou-rave	0.311	Lait	0.00
Betteraves	0.390	Foie	0.006 à 0.011
Haricots verts	0.060 à 0.284	Chair	Traces
Chicorée	0.10	Ris de veau	0.011 à 0.250

J'arrive enfin à la question du pain ; il est, avec la viande ou les pommes de terre, le principal aliment, suivant la condition, de l'homme de race blanche ; sa consommation est considérable. Il résulte du pétrissage de la farine de blé avec l'eau et le levain ; la cuisson achève le mélange. Le pain ne doit contenir que 34 0/0 d'eau et 66 0/0 de matières solides ; il doit être léger, sonore, bien levé ; le pain trop chargé d'eau est lourd, peu sonore.

D'après Rivot, le pain blanc de froment contient :

Eau	43	à 33.2
Amidon	35	à 44.5
Dextrines	9	à 3.9
Sucres	2	à 1.3
Graisses	1	à 0.7
Matières protéiques	9.3	à 8.8
Matières minérales	0.7	à 1.3

Ce sont les phosphates alcalins et terreux qui constituent la majeure partie des cendres du pain.

La croûte de pain est plus nourrissante que la mie ; elle est plus soluble dans l'eau, plus riche en matières azotées dans la proportion du simple au double.

Le pain et la viande ne sauraient entretenir indéfiniment l'homme en état de santé ; ils tendent à acidifier le sang. La présence des légumes est indispensable, car ceux-ci, dit A. Gautier, apportent à l'économie non seulement une forte proportion de bases alcalines et alcalino-terreuses, mais surtout des sels alcalins à acides organiques, aptes, par oxydation de la partie combustible de leur molécule, à se transformer en carbonates dans les tissus et plasmas, où ils vont saturer les acides phosphorique, urique, etc., originaires de la destruction des nuclo-protéides (1).

____

(1) A. Gautier. L'alimentation et les régimes.

III

Préparation et digestibilité des aliments

Pour être utiles et profitables à l'organisme, les aliments doivent être non seulement bien préparés, mais apprêtés de façon à plaire, à exciter l'appétit et enfin à faciliter la digestion.

La préparation des aliments comporte donc plusieurs indications essentielles, dont le but est de favoriser et l'assimilation et la digestibilité de ces aliments.

Les artifices culinaires et surtout la cuisson tendent à séparer les parties assimilables des aliments de celles qui ne le sont pas ou le sont moins ; par exemple, les parties ligneuses et les fibres dans les végétaux, les aponévroses et les tendons dans les viandes. Certains d'entre eux s'efforcent de rendre les aliments plus aptes à être pénétrés par les sucs digestifs, c'est le rôle spécial de la cuisson ; de dissoudre les parties solubles et par conséquent d'en rendre l'absorption plus rapide et plus facile (les sels de la viande dans le bouillon). Et tous, en somme, ont pour mission d'exciter les sécrétions digestives, de concentrer sous le moindre volume (consommés, jus de viande) les aliments simples que renferment les substances alimentaires, de présenter ces aliments sous la forme la plus agréable aux yeux, au goût, à l'odorat, en un mot, de les rendre tels que la satisfaction anticipée des sens, aidée de l'appétit, active les fonctions digestives et précipite plus facilement, avec leur transformation, leur assimilation complète.

Et tout d'abord, parmi ces moyens et artifices culinaires, il faut placer au premier rang la cuisson. Elle est de vieille date et remonte à l'origine du genre humain, du jour où l'homme des cavernes sut tirer une étincelle de la pierre et la communiquer au bois.

La cuisson purifie les aliments en détruisant tout ce qui pourrait devenir dans la suite un germe de putréfaction. Comme action sur les aliments simples, si elle modifie fort peu les sucres, elle ne modifie pas les corps gras, elle gonfle et hydrate les grains d'amidon qu'elle transforme, dit Gautier, en amylodextrines, dextrines et sucres assimilables ; elle détruit les enveloppes des cellules végétales et, pour les légumes, elle rend les aliments plus digestibles et augmente le poids de la matière qui s'hydrate. Elle amollit, désagrège les parties coriaces, assure l'insalivation, le broyage plus complet par les dents et la solubilisation stomacale ou intestinale par les sucs digestifs (A. Gautier).

Quant aux matières albuminoïdes, la cuisson ou plutôt la chaleur fait coaguler les albumines, ramollit les membranes cellulaires ou les transforme en gélatine. Mais, en modifiant les parties coagulables de la chair musculaire, elle rend généralement les substances protéïques plus difficilement assimilables ; c'est pourquoi la viande crue est préférable à la viande cuite pour les convalescents ou dans certaines affections de l'estomac. L'autre inconvénient de la cuisson, c'est d'enlever à la viande ses ferments naturels.

Une variété de la cuisson est le rôtissage ; cette pratique fait ressortir le goût des viandes et leur donne un fumet agréable ; elle est une des plus courantes et aussi des meilleures.

En général, les aliments doivent être pris chauds, le froid ou la chaleur ont de fâcheux inconvénients pour la dentition et finissent par fatiguer le tube digestif. Les repas froids doivent être accompagnés d'un breuvage chaud.

Toutefois, certains aliments sont plus faciles à digérer crus et non cuits ; les viandes crues, bœuf, jambon, sont plus facilement assimilables ; elles conviennent mieux aux estomacs très délicats.

La préparation des aliments doit se faire d'abord dans des vases d'une excessive propreté et ensuite dans des vases qui ne puissent laisser de principes nuisibles (sels de cuivre, de plomb) ou communiquer aux aliments un goût désagréable ; on choisira de préférence des vases de terre ou de fonte.

Il ne faut pas que la cuisine soit trop épicée, trop assaisonnée ; elle fatigue vite l'estomac et le tube digestif ; en échange d'un plaisir passager, elle entrave la digestion ; il ne faut pas plus abuser et des sauces et des graisses. Rôtis ou bouillis, voilà les deux formes les meilleures sous lesquelles les aliments doivent être consommés.

Il n'est pas dans le cadre de cet ouvrage de dresser tout un livre de cuisine, avec les nombreuses recettes des cordons-bleus (chacun a sous la main un livre spécial) ; mais, ayant l'intention d'être essentiellement pratique, je ne ferai que désigner quelles sont les formes sous lesquelles les mets sont surtout utiles et profitables, et quelles sont les préparations à rejeter.

Aussi je vais passer rapidement en revue les différentes façons d'accommoder les viandes, poissons, légumes, etc., de façon à pouvoir utilement et facilement désigner, dans les régimes spéciaux, les pratiques culinaires à recommander et les accommodements ou sauces à proscrire.

Et tout d'abord, les potages. Ceux-ci sont très nombreux ; une foule de substances alimentaires entrent dans leur composition. Pour me servir du langage courant, les plus communs sont les potages gras et les potages maigres.

Parmi les potages gras, le plus usité est le bouillon de bœuf. Dans cette catégorie il faut faire rentrer les consommés, les potages au vermicelle, tapioca, semoule, aux pâtes, au macaroni ; ceux dans lesquels entrent des légumes (julienne, choux),

mais dont la base est le bouillon gras. On a l'habitude de classer le bouillon de veau parmi les potages maigres ; j'estime que
tous les bouillons dans lesquels entre la viande (boucherie ou
volailles) doivent être rangés parmi les potages gras. Il faut
donc ajouter dans cette catégorie les bouillons avec poule au
pot, ou les bouillons de bœuf avec jarrets de veau, avec pieds
de veau, les potages à la purée de volaille, les potages au poisson (bouillabaisse).

Le nom de potages maigres doit être réservé à tous ceux dont
la base n'est pas formée de bouillon de bœuf ou de viandes
quelconques ; ce sont tous les potages dans lesquels n'entrent
que des légumes verts ou secs et toutes les purées, par exemple
les potages aux choux, les juliennes, ces dernières peuvent être
indifféremment faites ou non avec du bouillon gras ; mais surtout les soupes printanières, où n'entrent que des légumes verts,
les soupes dites à l'oseille, aux pommes de terre additionnées ou
non de crème, les soupes d'oignons, les potages aux purées de
légumes (haricots secs, pois verts), le potage dit royal, le potage au riz.

On a eu l'idée de classer les potages en potages d'hiver et
potages d'été ; cette distinction est loin d'être inutile : elle ré-
pond exactement aux ressources mises à notre disposition pendant les différentes saisons de l'année ; il est indéniable que
l'alimentation est plus facile en été qu'en hiver ; la variété des
aliments et surtout des aliments utiles est plus grande.

Le bouillon de bœuf ou pot-au-feu est de toutes les saisons.

Les potages d'hiver et d'été comprennent les potages aux choux,
les potages dits à la reine (débris de volaille, riz, bouillon de
bœuf, crème), les juliennes au gras ou au maigre, le vermicelle.

Les potages d'été sont : le potage printanier, surnommé le
plus joli potage de la cuisine française (légumes verts et consommé), les potages dits à la bretonne (purée de navets), à la
d'Artois (purée de petits pois verts nouveaux) ; les vrais pota-

ges aux carottes nouvelles, aux navets, etc., sans addition d'autres légumes, les potages aux pointes d'asperges.

Les potages d'hiver sont : le potage à la Crécy (purée de carottes), à la Condé (purée de haricots rouges), à la Dustan (purée de haricots blancs), à la Chantilly (purée de lentilles). Enfin la longue liste des potages aux pâtes, au riz et des potages aux herbes et aux oignons.

Une autre ressource importante de la cuisine et qui joue un grand rôle dans l'alimentation, ce sont les sauces. Leur multiplicité est la résultante des exigences ridicules d'une gourmandise sans cesse en éveil. On peut dire d'elles que, à part les jus issus naturellement de la viande par le rôtissage et les sauces à la crème, la meilleure d'entre elles est généralement une fatigue pour le tube digestif.

L'art culinaire les a multipliées à l'envi ; la base fondamentale de la plupart est la sauce *espagnole* ou sauce *brune*, riche en aliments gras et en farine, d'où dérive une foule de sauces remarquables par leur caractère épicé. Ce sont les sauces poivrades, à l'échalote, piquante, hachée, les sauces dites Robert, purée d'oignons, brune ; puis les sauces dites velouté, moins épicées, et celles dérivées du velouté.

Enfin les sauces dites béchamel, blanquette, à la poulette, les sauces hollandaise et blonde, les sauces aux tomates ; les sauces dites genevoise, à la Victoria, destinées aux poissons. Puis la longue série des sauces dites au fumet de gibier, ravigote, hachée, au beurre d'anchois, matelote, aux crevettes, aux écrevisses, aux homards, au kari, maître d'hôtel, mayonnaise, remoulade, etc.

Les sauces servent à accompagner les différents aliments, viandes, poissons, rôtis, cuits ou bouillis.

Je ne parle que pour mémoire des jus de viande, réservés en général aux malades, aux convalescents et j'arrive aux pâtes et purées.

Elles comprennent, les premières, la pâte à frire, les hachis, farce, etc. Les purées sont d'un usage très courant ; elles comprennent les purées de légumes secs et de légumes frais.

Enfin les aliments, outre qu'ils peuvent être bouillis et additionnés des sauces plus ou moins relevées dans le but de les rendre appétissants ou de satisfaire un caprice de l'estomac, les aliments, dis je, peuvent être simplement rôtis ou frits ; ce dernier terme est généralement plus applicable aux poissons ou aux aliments dans lesquels entre la pâte à frire.

Les rôtis et les fritures devraient être la base de l'alimentation, le fond de tout régime ; les viandes sont plus assimilables et conservent tout leur parfum. Rien de plus succulent, outre le charme de l'imprévu, que ces fameux méchouis des Arabes, moutons entiers à la broche, tournés lentement au dessus d'un brasier ardent, cependant que les deux Arabes préposés à la cuisson l'arrosent lentement de graisse ou de beurre fondu.

Les meilleurs rôtis sont les rôtis à feu nu, sur le gril, au four et enfin à la poêle ; les rôtis à l'huile sont spéciaux à certaines régions et sont inférieurs aux rôtis à feu nu.

Mais, quel que soit l'accommodement ou le mode de préparation, il s'en faut de beaucoup que tous les aliments se digèrent aussi rapidement ; cette question de digestibilité a une importance considérable pour les régimes. Dans les affections de l'estomac, surtout dans celles où la motricité est viciée, il est indispensable de donner des aliments qui soient rapidement digérés, tout en subissant l'influence du suc gastrique de façon à éviter la stase. A un tube digestif paresseux, il est de règle de ne donner que des aliments qui ne demandent que peu de travail. L'alimentation doit être réglée sur les capacités actives du tube digestif.

Leube a rangé de la façon suivante les aliments par ordre décroissant de digestibilité :

Bouillon.

Viande dissoute par le procédé de Leube-Rosenthal.

Lait.

Œufs crus.

Biscuit.

Gâteaux anglais (sans sucre, variété Albert).

Eau.

Eaux gazeuses naturelles.

Cervelle de veau bouillie.

Ris de veau bouilli.

Poulet bouilli (jeune et sans la peau).

Pigeon bouilli.

Potage au tapioca.

Œufs à la neige.

Bœuf cru (finement haché).

Jambon cru (finement haché).

Bifteck (cuit superficiellement dans du beurre très frais)

Filet en pulpe.

Purée de pomme de terre.

Pain blanc rassis.

Café et thé au lait.

Poule rôtie.

Pigeon rôti.

Chevreuil, perdreaux rôtis.

Rosbif froid.

Rôti de veau.

Saumon cuit à l'eau.

Macaroni.

Purée de riz.

Épinards (finement hachés).

Asperges.

Pommes cuites à la vapeur.

Vin blanc et vin rouge très étendus.

Penzoldt (1893) a dressé à ce sujet (1) un tableau intéressant où il a calculé le temps moyen nécessaire à l'estomac pour renvoyer à l'intestin les diverses matières alimentaires qu'il digère :

ALIMENTS

1. — Eaux et Boissons alimentaires

	Grammes	Heures
Eau pure ou gazeuse	100 à 200	1 à 2
» »	300 à 500	2 à 3
Infusion de thé faible	200	1 à 2
Café	200	1 à 2
Café à la crème	200	2 à 3
Cacao pur	200	1 à 2
Cacao au lait	200	1 à 2
Bière	200	1 à 2
Bière	300 à 500	2 à 3
Vin léger	200 cc.	1 à 2
Vin ordinaire	200 cc.	2 à 3
Vin de Malaga	200 cc.	2 à 3
Bouillon de viande	200 cc.	1 à 2

2. — Viande de mammifères ou d'oiseaux

Bifteck cuit, chaud ou froid	100	3 à 4
Rôti de bœuf	250	4 à 5
Filet de bœuf rôti	100	3 à 4
Viande de bœuf crue, maigre	250	3 à 4
Viande de bœuf bouillie	250	3 à 4
Jambon cru	160	3 à 4
Jambon cuit	160	3 à 4

(1) Penzoldt. Deutches Archiv. für Klin. Medic. 1893.

	Grammes	Heures
Rôti de veau, chaud ou froid, maigre	100	3 à 4
Viande fumée	100	4 à 5
Langue de bœuf fumée	250	4 à 5
Saucisson de bœuf cru	100	2 à 3
Lièvre rôti	250	4 à 5
Oie rôtie moyenne grasse	250	4 à 5
Canard rôti	250	4 à 5
Perdreau rôti	230	3 à 4
Pigeon bouilli	230	3 à 4
Pigeon rôti	195	3 à 4
Poulet bouilli ou rôti	250	3 à 4

3. — Autres mets originaires des animaux

	Grammes	Heures
Ris de veau	250	2 à 3
Pied de veau bouilli	250	3 à 4
Cervelle de veau	250	2 à 3
Lait bouilli	100 à 200	1 à 2
Lait bouilli	300 à 500	2 à 3
Œufs à la coque	100	1 à 2
Œufs durs ou en omelette	100	2 à 3
Bouillon de viande	200	1 à 2

4. — Poissons et mets analogues

	Grammes	Heures
Carpe bouillie	200	2 à 3
Brochet bouilli	200	2 à 3
Aiglefin bouilli	200	2 à 3
Morue fraîche bouillie	200	2 à 3
Lamproie au vinaigre	200	3 à 4
Saumon du Rhin bouilli	200	3 à 4
Harengs salés ou fumés	200	4 à 5
Caviar salé	72	3 à 4
Huîtres crues	72	2 à 3

5. — Légumes cuits

	Grammes	Heures
Pommes de terre étuvées mangées au sel. . .	150	2 à 3
Pommes de terre en purée	150	2 à 3
Pommes de terre avec légumes	150	3 à 4
Choux-fleurs bouillis	150	2 à 3
Choux-fleurs cuits en salade	150	2 à 3
Asperges cuites	150	2 à 3
Riz cuit à l'eau	150	3 à 4
Choux-rave cuit	150	3 à 4
Carottes bouillies	150	3 à 4
Epinards bouillis.	150	3 à 4
Haricots verts	150	4 à 5
Pois en purée.	200	4 à 5
Lentilles en purée	150	4 à 5
Pois verts cuits à l'eau	150	4 à 5

6. — Légumes crus

	Grammes	Heures
Salade de concombre	150	3 à 4
Radis crus	150	3 à 4

7. — Pains et Biscuits

	Grammes	Heures
Pain blanc, frais ou rassis, sec ou avec thé . .	70	2 à 3
Pain blanc, frais ou rassis	150	3 à 4
Pain de seigle	150	3 à 4
Biscuits Albert	50	2 à 3
Biscuits Albert	150	3 à 4

8. — Fruits

	Grammes	Heures
Pommes	150	3 à 4
Cerises crues	150	2 à 3
Compote de cerises	150	2 à 3
Cacao (tasse de)	200 cc.	1 à 2

Il est facile de se rendre compte à la simple inspection de ce tableau que ce sont les boissons alimentaires (café au lait, chocolat, vin, bouillon) qui passent le plus rapidement dans l'intestin ; puis le lait, les œufs à la coque, les fruits cuits, les biscuits, cervelles, ris de veau et les poissons bouillis ; après eux, le riz, les légumes herbacés, la viande crue ou cuite, les volailles et enfin les légumes en grains.

En outre, plus une substance est divisée, plus la digestion est rapide.

IV

L'Alimentation

L'alimentation, dit A. Gautier, a pour rôle de nourrir les organes et d'entretenir leur fonctionnement régulier.

Il serait trop long de rappeler les méthodes employées pour établir la normale de l'alimentation ordinaire, mais il est deux circonstances évidentes dans lesquelles les besoins sont différents, les dépenses étant inégales : ce sont l'état de repos ou l'état de travail. Les besoins alimentaires seront donc en raison directe des dépenses d'énergie et du travail de l'individu. Mais, si l'homme qui travaille dépense beaucoup, il ne s'ensuit pas que ses dépenses à l'état de repos soient insignifiantes. L'entretien de la vie constitue une dépense de tous les instants, qui se résume en perte de chaleur, production de travail non seulement mécanique, mais d'ordre intellectuel et psychique. Il est généralement admis que les travaux de l'esprit, les phénomènes d'ordre nerveux, ne constituent pas une dépense d'énergie matérielle sensible, en sorte que les vraies dépenses de l'homme, dépenses conséquentes, correspondent uniquement aux pertes de chaleur et au travail mécanique.

MM. Bergonié et Ségalas ont trouvé qu'un homme de 70 kil. à la température de + 15°5 perdait en moyenne 68 calories par heure. En prenant la moyenne de leurs observations, on trouve que la dépense de chaleur chez un homme moyen, habillé, au repos, et dans un climat tempéré, s'élève à environ 64 calories par heure ou 1.536 calories par 24 heures. Mais là n'est pas toute la perte de chaleur.

« Il faut à cette perte de chaleur ajouter : 1° Celle qui devient latente par la transformation en vapeur de 1.200 cc. d'eau rejetés par la perspiration, la sueur et l'évaporation pulmonaire, soit 1 kg. 050 × 582 = 611 calories. 2° L'échauffement de l'air, qui arrive froid et qui sort chaud des poumons, soit 80 calories. 3° Environ 53 calories pour porter de 14° à 38° la partie des aliments que nous ingérons froids, ainsi que l'eau de boisson de notre alimentation journalière. 4° A peu près 50 calories correspondant à la dépense du travail des muscles de la respiration. 5° Enfin 150 calories répondant aux mouvements et petits déplacements et travaux involontaires d'un homme au repos.

En somme, la dépense totale serait :

	Calories
Rayonnement du corps d'un homme moyen vêtu . .	1.536
Chaleur latente due à l'évaporation de 1.110 gr. d'eau environ par la peau et les poumons	611
Echauffement de l'air expiré.	80
Echauffement des aliments et de l'eau de boisson pris froids et portés à la température du corps, chaleur perdue par urines et fèces.	53
Travail du cœur et de la respiration. Autres travaux intérieurs et petits travaux extérieurs pour l'entretien du fonctionnement	150
Total de la dépense en calories. . . .	2.430

Telle est approximativement la dépense journalière, exprimée en calories, de l'adulte moyen vivant au repos sous nos climats tempérés. » (1)

Quant aux autres pertes, elles consistent journellement en 25 gr. de sels minéraux et 2.450 gr. d'eau excrétée par les reins ;

____

(1) A. Gautier. L'alimentation et les régimes chez l'homme sain et les animaux.

en somme, il faut un litre de boisson en moyenne ou exactement 994 cc., car le reste, soit 1.456 gr., est fourni par les aliments.

L'homme doit donc trouver dans son alimentation les éléments nécessaires pour assurer cette dépense journalière, et, s'il se livre à des travaux physiques assez importants, le supplément nécessaire qui doit correspondre, suivant les circonstances, à un nombre de calories encore plus élevé.

L'alimentation journalière moyenne d'un habitant de Paris, calculée par A. Gautier, pendant la période décennale de 1890-1899, a donné comme résultat en poids 2.078 grammes se décomposant en :

Albumines	102 gr. 1
Graisses.	56 gr. 34
Hydrates de carbone	400 gr. 40

D'autre part, il ressort des différentes méthodes employées pour établir l'alimentation ordinaire (méthodes empiriques, méthode d'alimentation libre de quelques individus pris comme types, méthode d'étude de l'alimentation normale fondée sur la conservation de l'équilibre nutritif) qu'au repos l'adulte moyen, à l'état de santé, a besoin de :

Albuminoïdes	107 gr. 3
Graisses	64 gr. 5
Hydrates de carbone	407 gr. 5

Le poids des matières protéiques ne doit pas dépasser le 1/4 des substances ternaires (sucres et graisses). On verra plus tard que, suivant certaines affections, ce rapport doit être modifié pour les diabétiques et les obèses, par exemple ; d'ailleurs cette proportion d'un quart ne s'applique qu'à l'homme sain.

D'un autre côté, Atwater a prouvé que :

    1 gr. d'albuminoïdes désassimilé fournissait . .   4 cal.
    1 gr. de graisses   —   . .   8 cal. 90
    1 gr. d'hydrates de carbone   —   . .   4 cal.

ce qui donnerait en calories pour la ration normale :

    Albuminoïdes . . . .   107 gr. 3 × 4.00 =   429 cal. 2
    Graisses. . . . . .   64 gr. 5 × 8.90 =   574 cal. 05
    Hydrates de carbone . .   407 gr. 5 × 4.00 = 1.630 cal.
                Au total. . .   2.633 cal.

supérieur au chiffre absolument nécessaire de dépenses indiqué plus haut, soit 2.430 calories.

Toutefois il ne faut pas oublier que, suivant les auteurs (Rübner, Atwater), 4,5 0/0 ou 5,5 0/0 de ces substances alimentaires sont inutilisées et passent dans les fèces, et que l'utilisation véritable pour chacun des trois principes essentiels (1) est :

Pour 1 gramme	Absorbé dans l'intestin	Resté dans les fèces
Albuminoïdes. . . .	0 gr. 92	0 gr. 08
Graisses	0 gr. 95	0 gr. 05
Hydrates de carbone. .	0 gr. 97	0 gr. 03

ce qui réduit le nombre des calories de l'aliment, pour 1 gr. de substance, à :

    1 gr. d'albumine fournit . . . . . .   3 cal. 68
    1 gr. de graisses   . . . . .   8 cal. 65
    1 gr. d'hydrates de carbone fournit . .   3 cal. 88

---

(1) A. Gautier. L'alimentation et les régimes.

Le nombre des calories contenu dans les quantités nécessitées par l'alimentation normale dans les 24 heures sera donc de :

Albuminoïdes	107 gr. 3 × 3.68 =	394 cal. 8
Graisses	64 gr. 5 × 8.65 =	557 cal. 9
Hydrates de carbone . .	407 gr. 5 × 3.88 =	1.581 cal. 1
Au total		2.533 cal. 8

chiffre qui dépasse tant soit peu le bilan des dépenses et qui a l'avantage de constituer un supplément utile au cas d'un léger travail supplémentaire et évite à l'individu d'aller chercher dans ses tissus le surplus nécessaire à son alimentation.

Ce chiffre de 2.533 calories est donc le chiffre indispensable à l'individu adulte moyen à l'état de santé et au repos ; il est évident qu'il devra être surpassé au cas où ce même individu viendrait à effectuer un travail plus considérable, de même qu'il est susceptible d'être modifié en ce qui concerne les régimes, pour l'obèse par exemple, chez qui les apports devront être moins importants, puisqu'il lui reste passablement de graisses à brûler.

Cette quantité de 2.533 calories est la bonne moyenne. Mais quel est le minimum d'aliments indispensable ? D'après les expériences du siège de Paris (1870-71), les études faites à l'étranger sur la consommation de l'ouvrier, il résulte que la proportion d'albuminoïdes employés est bien au-dessous de la normale indiquée plus haut : elle ne serait que de 88 gr. ; les graisses sont plus abondantes à 100 gr. par jour et les hydrates de carbone un peu supérieurs à 440 gr. et toutes ces populations industrielles vivent bien et suffisent habituellement à un travail journellement pénible.

Il est évident aussi que, chez ceux qui ont une vie sédentaire, alors même que les travaux de l'esprit seraient considérables (puisqu'ils ne comptent presque pour rien dans les pertes de chaleur journalières), une alimentation plus restreinte sera largement suffisante et, si l'on considère que 2.000 à 2.200 calories au minimum sont nécessaires à l'entretien de l'individu, la ration alimentaire pour un homme au repos, pesant 65 à 70 kilos, en n'absorbant que la quantité d'albuminoïdes indispensable, se réduira donc à :

Albuminoïdes	82 gr.
Graisses	50 gr.
Hydrates de carbone	388 gr.
Soit	2.200 calories

Ce régime est le régime pauvre ; il constituera aussi le régime des bourgeois sédentaires, de la vie des cloîtres ; c'est le régime du repos au lit ; il servira aussi aux goutteux, etc. On verra plus loin, dans les régimes, que j'ai encore réduit cette ration alimentaire à un taux plus restreint et sans danger pour l'individu, comme j'ai pu le constater dans les expériences auxquelles je me suis livré.

Quant à l'état de travail, il exige alors naturellement des proportions plus grandes d'aliments simples (1).

	Albuminoïdes	Graisses	Hydrates de carbone
Ouvrier au travail	152	85	630
Ouvrier au repos	78	50	388
Excès de principes alimentaires nécessités par le travail . .	74	35	242
En calories	296	314	968

Ce qui donne un supplément de 1.575 calories, chiffre relativement semblable à celui d'Atwater, qui trouvait 1.400 calo

---

(1) A. Gautier. — L'alimentation et les régimes.

ries. Il est évident que ce chiffre peut encore être dépassé, mais il constitue une moyenne comparativement à celle indiquée par Smolensky, pour des ouvriers soumis à un travail très fatigant, où l'on trouve :

Albuminoïdes.	491 gr. 3
Graisses	132 gr. 2
Hydrates de carbone.	810 gr. 8

chiffres répondant à 5.290 calories.

Enfin je termine cette question de l'alimentation par les régimes isodynames, si bien mis en valeur par A. Gautier.

« Les quantités de deux ou plusieurs matières alimentaires différentes seront dites isodynames ou isodynamiquement équivalentes, lorsque de leur combustion ou modifications définitives, en traversant le corps de l'animal, il résultera une même énergie disponible. »

C'est ainsi que :

	Graisse	Amidon	Glucose	Gluten	Fibrine
1 gr. d'albumine donnant dans l'économie 4 cal. 86 est isodyname avec.	0ᵍ493	1ᵍ147	1ᵍ300	0ᵍ926	1ᵍ400
1 gr. de graisse donnant dans l'économie 9 cal. 8 est isodyname avec	1 gr.	2.317	2.620	1.868	2.062
1 gr. de saccharose donnant dans l'économie 3 cal. 96 est isodyname avec.	0.402	0.930	1.058	0.755	0.833
1 gr. d'amidon donnant dans l'économie 4 cal. 23 est isodyname avec	0.430	—	1.131	0.806	0.890

Les aliments isodynames permettent ainsi d'établir des régimes dits isodynames dans lesquels, quels que soient les ali

ments, les équivalents en calories sont absolument identiques,
tels :

1.	Albumines	100 =	485	calories
	Graisses	60 =	590	—
	Hydrates de carbone	455 =	1.925	—
	Total		3.000	calories

2.	Albumines	100 =	485	calories
	Graisses	30 =	295	—
	Hydrates de carbone	524 =	2.220	—
	Total		3.000	calories

3.	Albumines	50 =	242.5	calories
	Graisses	60 =	590	—
	Hydrates de carbone	513 =	2.167.5	—
	Total		3.000	calories

Pour permettre de calculer la valeur d'un régime alimentaire
en principes nutritifs, albuminoïdes, graisses, sucres ou amylacés, A. Gautier a établi les tableaux suivants, qui renferment,
à côté de ses recherches personnelles, celles de Kœnig, Bal-
land, Von Bibra, Atwater, Mène, Krausch, Petersen, Duclaux,
etc., qui se sont particulièrement occupés de cette question.
Un simple calcul donne facilement la valeur d'un régime prescrit en calories.

Tous les nombres cités se rapportent à 100 parties fraîches
de substances en poids.

COMPOSITION des principaux aliments usuels
en principes nutritifs fondamentaux

I. — Viande des Mammifères

ALIMENTS	Albumi-noïdes	Graisses	Autres matières non azotées	Sels	Eau	OBSERVATIONS
Bœuf, viande moyenne	20.96	5.41	0.46	1.14	72.03	D'après J. Kœnig. (42 analyses moyennes)
Bœuf, moyenne de viandes maigres	20.71	1.74	»	1.48	76.37	J. Kœnig
Bœuf, moyenne de viandes grasses	16.75	29.28	»	0.92	53.05	id.
Bœuf aloyau	19.17	5.86	»	1.38	73.48	0.47 matières extractives
Bœuf culotte	20.4	1.97	0.4	1.9	74.7	0.97 id.
Bœuf filet (chair)	17.94	15.35	»	0.78	65.11	0.62 id.
Bœuf bouilli (chair)	35.1	2.1	»	0.9	56.9	Balland
Bœuf rôti chair	22.9	5.19	0.5	1.0	70.»	Balland
Vache, viande grasse moyenne	19.86	7.70	0.41	1.07	70.96	Kœnig
Vache, viande maigre moyenne	20.54	1.78	0.01	1.32	76.35	Kœnig
Veau, viande grasse (moyenne).	18.88	7.41	0.07	1.33	72.31	Kœnig
Veau, viande maigre (moyenne)	19.86	0.82	»	0.50	78.84	Kœnig
Mouton, viande très grasse (moyen)	16.62	28.61	0.54	0.93	53.31	Kœnig, Moser, Atwater
Mouton moyen	17.11	5.77	»	1.33	75.99	Mène, Petersen

Mouton moyen	17.52	5.23	0.4	1.25	74.9	0.49 matières extractives A. Gautier
Porc, viande grasse (moyenne)	14.54	37.34	»	0.72	47.40	Kœnig et Hammerbacker
Porc, viande maigre (moyenne)	20.25	6.81	»	1.10	72.57	Mène, Petersen
Porc, jambon	15.98	34.62	»	0.69	48.71	id.
Porc salé et fumé	25.07	8.18	»	7.1	59.72	Mène
Jambon fumé	25.»	36.5	»	10.»	27.»	Mène
Bœuf salé	21.8	11.5	»	11.7	55.»	id.
Bœuf fumé et salé	27.10	15.35	»	10.59	47.7	J. Kœnig
Cheval (chair moyenne)	21.71	2.55	0.46	1.01	74.27	D'après Kœnig
Lièvre (cuisses)	23.14	1.97	»	1.19	74.6	id.
Chevreuil	19.77	1.92	1.42	1.13	75.76	Von Bibra
Lapin	21.47	9.76	0.75	1.17	66.8	id.

II. — Viandes d'oiseaux

Viande de poule grasse	18.49	9.34	1.10	0.91	70.06	D'après J. Kœnig
Viande de poule maigre	19.72	1.42	1.27	1.37	76.22	id.
Dindon (moyenne gras	24.70	8.50	»	1.20	65.60	Atwater
Oie	15.91	45.59	»	0.49	38.02	J. Kœnig
Perdrix	25.26	1.43	»	1.39	71.96	id.
Pigeon	22.14	1.00	0.76	1.00	75.10	Von Vibra
Canard domestique	»	»	»	»	»	id.
Canard sauvage	23.80	3.69	1.69	0.93	69.89	C. Krausch
Grive	22.19	1.77	1.39	1.52	73.13	J. Kœnig

ALIMENTS	Albumi-noïdes	Graisses	Autres matières non azotées	Sels	Eau	OBSERVATIONS
III. — Viandes de poissons et dérivés de ces viandes						
Saumon (moyenne)	21.60	12.72	»	1.39	64.29	Atwater et Woods
Anguille de rivière.	12.83	28.37	0.53	0.85	57.42	A. Almen
Hareng frais.	14.55	9.03	»	1.78	74.67	Atwater et Woods
Maquereau (moyenne)	19.36	8.08	»	1.36	71.20	A. Almen
Alose	18.76	9.43	»	1.35	70.44	Atwater et Woods
Aiglefin.	16.93	0.26	»	1.34	81.50	W. O. Atwater
Morue (gadus morrhua), moyenne	16.23	0.33	»	1.36	72.25	Atwater et Woods
Limande	18.71	1.93	»	1.01	78.35	id.
Esturgeon.	18.08	1.90	»	1.43	78.59	id.
Sole	17.26	0.81	»	0.87	79.20	Balland
Brochet.	18.35	0.66	»	1.08	79.50	id.
Carpe.	15.71	4.77	»	0.54	78.90	id.
Truite	17.52	0.74	»	0.80	80.50	id.
Raie	22.08	0.45	»	0.17	76.40	id.
Morue sèche et salée	81.54	0.74	»	1.56	16.16	Moyenne de nombreuses analyses
Morue salée et fumée.	27.07	0.36	»	22.10	50.54	id.
Hareng salé	18.90	16.89	1.57	16.41	46.23	Moyenne de nombreuses analyses
Hareng salé et fumé	36.76	15.74	»	13.12	34.38	Atwater et Woods
Caviar (moyenne)	30.79	15.66	1.67	8.09	43.89	

IV. — Parties accessoires des animaux : abats, sang, cervelle, etc. Dérivés de la viande

Sang des animaux (moyenne) .	6.42	0.18	»	0.83	80.82	D'après Kœnig
Sang de bœuf	7.09	0.22	»	0.87	79.61	Poggiale
Sang de mouton	8.82	0.18	0.20	0.98	79.80	id.
Sang de porc	7.68	0.19	»	0.79	76.89	H. Nasse
Sang de poulet	5.31	0.20	»	0.87	79.34	id.
Lard non salé	0.41	98.53	»	traces	1.26	J. Kœnig
Lard salé	9.12	75.75	»	traces	9.15	Mène
Cervelle	»	»	»	»	76. »	id.
Foie de veau	17.66	2.39	»	1.68	72.80	Von Bibra
Rognons de veau	22.13	2.77	»	1.25	72.85	id.
Rognons de mouton	16.56	3.33	0.21	1.30	78.61	id.
Tripes de porc	23. »	11.32	»	0.84	63.84	J. Kœnig
Langue de bœuf	17.10	18.10	»	1.0	63.80	Atwater
Poumons	12.37	2.46	0.21	3.93	81.03	J. Kœnig
Extrait de viande Liebig . . .	30.86	»	3.20	22.39	15.26	A. Gautier
Bouillon de viande	0.75	»	0.14	0.41	91.0	A. Gautier (0.38 sels solubles)
Saindoux (fondu)	0.26	99.04	»	traces	0.70	J. Kœnig

V. — Œuf et ses parties

Œuf de poule complet	12.55	12.11	0.53	1.12	73.67	Moyenne d'après Kœnig
Blanc d'œuf de poule	12.87	0.25	0.77	0.61	85.50	id.
Jaune d'œuf de poule	16.12	31.39	0.48	1.01	51.03	id.

ALIMENTS	Albuminoïdes	Graisses	Autres matières non azotées	Sels	Eau	OBSERVATIONS
VI. — Lait et ses dérivés						
Lait de femme (moyenne) . . .	2.29	3.78	6.21	0.31	87.41	Caséine 1.03 Albumine 1.26
Lait de vache (moyenne) . . .	3.66	3.62	4.48	0.68	87.22	Caséine 3.18 Albumine 0.48
Vache-lait du matin (moyenne).	3.24	3.06	4.88	0.74	88.08	
Vache-lait du soir (moyenne) .	3.19	3.62	4.99	0.71	87.49	
Lait de brebis	6.52	6.86	4.91	0.89	80.82	Caséine 4.97 Albumine 1.55
Lait de jument.	1.89	1.09	6.65	0.31	90.06	
Lait d'ânesse.	2.22	1.64	5.99	0.51	89.64	Caséine 0.67 Albumine 1.55
Lait écrémé (moyenne) . . .	4.03	1.09	4.04	0.72	90.12	Moyenne
Lait conservé (sans addition de sucre).	11.92	12.42	14.49	2.18	58.99	
Lait conservé avec sucre . . .	11.79	10.35	50.06	2.19	25.61	Sucre de lait 13.84 Sucre ordinaire 36.22
Crème de lait	3.76	22.66	4.23	0.53	68.82	Moyenne
Beurre	0.80 à 3.6	83.10	»	0.07 à 3.6	6 à 20	Beurre de Suède
Beurre de Normandie (moyenne)	0.80	86.4	0.18	»	12.95	E. Duclaux (0.89 caséine compris les cendres)
Fromages Gervais	14.32	43.22	»	1.42	41.04	Moyenne
Fromages de Brie et Camembert	18.97	25.87	0.83	4.54	49.79	Moyenne Payen-Duclaux
Fromages du Cantal	24.59	34.70	»	4.45	36.26	Duclaux
Chester	27.68	27.46	5.89	5.01	33.96	Payen-Wolleker
Gruyère ou Emmenthaler . . .	29.49	29.75	1.46	4.92	34.38	Moyenne

Gorgonzola (moyenne)	25.91	32.14	0.23	4.00	37.32	Moser-Duclaux
Hollande (moyenne)	28.21	27.83	2.50	4.86	36.60	2,43 sel marin ajouté
Roquefort	25.25	30.61	1.90	5.39	36.85	3,10 de NaCl ajouté sur 5,39
Parmesan	41.19	19.52	1.18	6.31	31.80	Moyenne
Petit lait	1.86	0.32	4.79	0.65	93.38	id.
Kumys (de lait de jument)	2.24	1.46	1.91 alcool 1.77 suc. lait	0.42	90.44	Moyenne avec 0,91 acide lactique
Kumys (de lait de vache)	2.66	1.83	1.14 alcool 4.09 sucre	0.43	89.10	Moyenne avec 0,55 acide lactique
Kéfir	3.45	1.44	0.75 alcool 2.41 sucre	0.68	91.21	Moyenne avec 1,02 acide lactique

VII. — Mollusques, crustacés, reptiles

Huîtres (chair)	8.7	1.43	»	2.04	80.5	Balland
Moules	11.2	1.21	»	1.3	82.2	id.
Escargots	16.1	1.08	»	1.35	79.3	id.
Tortue	16.2	1.16	»	2.91	77.6	
Homard	18.13	1.07	»	2.47	77.7	O. Atwater
Grenouilles	16.4	0.1	»	1.5	80.4	

VIII. — Céréales et leurs farines, Pain

Blé d'hiver d'Amérique (grain entier)	11.60	2.07	69.47	1.79	13.37	Moyenne. En plus 1,70 cellulose
Blés français et étrangers (moyenne)	12.64	1.41	68.92	1.66	13.37	En plus, 2.0 cellulose
Seigle (grain entier	12.90	1.98	68.11	1.93	13.37	Moyenne. A ajouter 1,71 cellulose
Avoine (grain entier)	10.66	4.99	58.37	3.29	12.11	Moyenne de France avec 10,58 cellulose
Farine de froment	10.21	0.94	74.71	0.48	13.37	Moyenne avec 0,29 de cellulose

ALIMENTS	Albuminoïdes	Graisses	Autres matières non azotées	Sels	Eau	OBSERVATIONS
Farine de seigle	11.57	2.08	68.61	1.14	13.71	Moyenne avec 1.59 cellulose
Farine d'orge	11.38	1.53	71.22	0.59	14.83	Moyenne avec 0.45 cellulose
Farine d'avoine	9.65	3.80	69.55	1.33	14.21	Moyenne avec 1.46 cellulose
Farine de sarrasin	8.87	1.56	74.25	1.14	13.51	Moyenne avec 0.67 cellulose
Farine de maïs.	7 à 12	7 à 4	60 à 68	1.1	17.4	
Farine de riz	5 à 6.4	0.8 à 4	78 à 83	0.68	14.4	
Pain de froment frais.	7 à 9.3	0.85	46 à 55	0.6 à 1	33 à 40	Croûte : 22 à 25 — Mie : 77 à 75 0/0
Pain de froment (moyenne . .	7.06	0.46	52.56	1.09	35.59	Pain fin allemand, en outre sucre 4.02, cellulose 0.32.
Pain de seigle	6.11	0.43	46.94	1.46	42.27	En outre : sucre 2.31 cellulose 0.49
Pain de seigle fait avec le grain complet	7.59	1.51	41.87	1.42	43.42	En outre : sucre 3.25 cellulose 0.94

IX. — Graines de légumineuses

ALIMENTS	Albuminoïdes	Graisses	Autres matières non azotées	Sels	Eau	OBSERVATIONS
Haricots secs entiers	13.8 à 25	1.95	52.9 à 60	2.3 à 4	10 à 20	Balland
Haricots secs (moyenne). . . .	23.6	1.96	55.6	3.66	11.24	D'après divers (avec 3.88 cellulose)
Fèves sèches (moyenne). . . .	22 à 26	1.5	57.5	2.5	13.0	
Lentilles sèches (moyenne) . .	20.3 à 26.8	2.4 à 1.5	56 à 62	2 à 2.66	11 à 13	Balland
Pois (moyenne)	18.9 à 24	1.2 à 1.4	52.2 à 61.1	2.2 à 3.5	10.6 à 14	id.
Pois . moyenne	23.15	1.89	52.7	2.6	13.92	Avec 5.6 cellulose p. 100
Soja trispida jaune	33.41	17.68	29.31	5.10	9.89	Moyenne avec 4.67 cellulose p. 100

X. — Tubercules

Pomme de terre moyenne . . .	1.3	0.15	20.0	1.0	76.0	Balland
Pomme de terre Hollande . . .	1.83	»	»	»	77.9	id.
Pomme de terre dite saucisse rouge	1.46	»	»	«	76.9	id.
Pomme de terre royale bleue .	1.56	»	17.3	»	72.8	id.
Patates douces	1 50	0.3	16.5	2.6	67.5	Payen
Manioc	1.17	0.4	28.3	0.65	67.6	id.

XI. — Légumes herbacés, Tiges et racines comestibles, Champignons

Betterave comestible	1.34	0.14	8.90	1.14	87.50	Moyenne. J. Kœnig
Betterave à sucre.	1.27	0.12	14.40	0.82	82.25	Moyenne. Avec 1.14 cellulose
Courge comestible	1.10	0.13	6.50	0.73	90.32	Moyenne
Asperge.	1.79	0.25	2.63	0.54	93.75	Moyenne. Avec 1.01 cellulose
Chou-fleur.	2.48	0.34	4.55	0.83	90.89	Moyenne. Avec 0.91 cellulose
Chou cabus	1.89	0.20	4.87	1.23	89.97	Moyenne
Navets	1.54	0.21	8.32	0.91	87.8	Moyenne. J. Kœnig
Bolet (boletus adulis)	2.92	0.51	4.72	0.63	90.06	F. Strohmer
Agaric champêtre (état frais) . .	3.74	0.15	3.51	0.48	91.28	Moyenne
Champignons de couche. . . .	4.67	4 a 0.20	3.13	0.46	91.0	
Champignons dits cèpes. . . .	4.89	0.65	2.98	0.83	90.6	
Truffes noires	8.60	0.62	8.10	2.31	72.80	Moyenne. J. Kœnig
Carottes.	1.23	0.30	9.17	1.02	86.79	Moyenne. Avec 1.49 cellulose

ALIMENTS	Albuminoïdes	Graisses	Autres matières non azotées	Sels	Eau	OBSERVATIONS
Epinards	3.49	0.58	4.44	2.09	88.47	id.
Salade (endive)	1.46	0.13	1.58	0.78	94.13	Id. Avec 0.62 cellulose

XII. — Fruits huileux

ALIMENTS	Albuminoïdes	Graisses	Autres matières non azotées	Sels	Eau	OBSERVATIONS
Amandes	24.2	53.7	9 à 7	2.9	5.4	66 p. 100 de déchets
Noix (moyenne)	15.77	57.43	13.03	2.0	7.18	J. Kœnig
Noisettes	17.41	62.60	7.22	2.49	7.11	id.
Châtaignes	4 à 8	0.87	35.6	1.52	53.7	Moleschott
Cacao (amande)	8.88	67.0	12.44	1.81	5.81	4 p. 100 de cellulose

ALIMENTS	Parties solubles dans l'eau					Parties non solubles		OBSERVATIONS
	Eau	Albumi-noïdes	Acides libres	Sucres	Corps pectiques	Noyau et enve-loppes	Cendres et Pectases	

XIII. — Fruits sucrés ou acides

ALIMENTS	Eau	Albumi-noïdes	Acides libres	Sucres	Corps pectiques	Noyau et enve-loppes	Cendres et Pectases	OBSERVATIONS
Pommes comestibles (Moy.)	84.79	0.36	0.82	7.22	5.42	1.51	0.49	0.2 environ cendres insolubles
id. maximum . . .	89.0	0.59	1.88	10.68	»	3.79	1.03	0.5 id
Mirabelles	79.4	0.38	0.53	3.97	10.07	4.99	»	R. Fresenius
Reine-Claude	80.3	0.41	0.91	3.16	11.46	3.39	»	id.
Pêches (moyenne) . . .	80.0	0.65	0.92	4.48	7.17	6.06	»	Fresenius. Margols
Abricots (moyenne) . . .	81.2	0.49	1.16	4.69	6.35	5.27	»	id.
Cerises (moyenne). . . .	79.8	0.67	0.91	10.24	1.76	6.07	»	id.
Poires (moyenne)	83.8	0.36	0.20	8.26	3.54	4.30	»	D'ap. J. Kœnig
Fraises (moyenne). . . .	87.7	0.54	0.93	6.28	0.48	2.85	0.81	Avec 0,53 graisses
Raisins français.	77 à 81	0.6	»	14 à 22	»	»	0.53	
id. (moy. de cépages allemands)	78.17	0.59	0.79	14.36	1.96	3.60	0.3	R. Fresenius. Neubauer
Pruneaux	29.3	2.25	2.75	44.90	4.48	»	1.37	D'ap. J. Kœnig
Poires tapées	29.4	2.07	0.84	29.48	4.47	6.87	1.67	En plus 10.33 amidon
Pommes tapées	27.9	1.28	3.60	43.65	4.84	4.99	1.57	Avec 5.56 amidon
Raisins secs.	32.0	2.42	2.52	54.56	»	1.72	1.21	
Figues sèches.	31.2	4.01	»	49.79	»	»	2.86	
Dattes	»	0.2	»	61.0	»	»	»	Avec 0,51 graisses

XIV. — **Liqueurs fermentées ; alcools** (pour 100 parties en poids)

ALIMENTS	Eau	Alcool en poids	Extrait total	Matières albumi-noïdes	Sucres	Gommes	Acides libres	Cendres	OBSERVATIONS
Vin rouge Bordeaux	»	7.80	2.56	0.27	0.30	»	0.57	0.248	Moyenne. En plus 0.73 glycérine
Vin blanc Bordeaux	»	8.24	3.03	»	»	»	»	0.25	Moyenne. En plus 0.97 glycérine
Vin rouge de Bourgogne .	»	7.8	»	»	»	»	»	0.18	Moyenne. En plus 0.70 glycérine
Vin rouge du Midi (France	»	8.8	»	»	»	»	»	0.30	Moyenne. En plus 0.6 à 1 0 glycérine
Vin de Tokay . . .	»	9.03	23.6	»	19.73	»	0.51	0.71	Moyenne
Vin blanc du Rhin.	»	8.0	2.60	»	0.20	»	0.81	0.23	Moyenne avec 0.85 de glycérine.
Vin rouge du Rhin.	»	8.0	3.04	0.32	0.39	0.15	0.52	0.25	C. Neubauer
Vin blanc Hongrie.	»	8.0	2.35	0.17	0.07	»	0.69	0.20	Moyenne avec 0.77 glycérine
Cidre (moyenne). .	»	2.92	6.35	»	1.72	»	0.37	0.26	J. Kœnig
Bière légère (Moy.	90.53	3.24	6.23	»	0.20	3.52	0.14	0.23	Id. En plus 0.165 de glycérine
Bière moyenne de garde	90.10	3.93	5.79	0.71	0.88	3.73	0.15	0.23	J. Kœnig
Bière allemande d'exportat	89.01	4.40	6.38	0.74	1.20	2.47	0.16	0.25	Id. Moyenne
Ale	89.42	4.73	5.65	0.61	1.07	1.81	0.28	0.31	Id. Moyenne
Cognac.	»	37 à 48	0.16 à 0.5	»	»	»	0 012 à 0.08	»	
Kirsch	»	38.6 à 42.4	»	»	»	»	0.4 à 1.8	»	Avec 3 à 15 mmgr. de CAZH par litre

ALIMENTS	Albumi-noïdes	Graisses	Autres matières non azotées	Sels	Eau	OBSERVATIONS
Chocolat en tablette (moyenne)	6.18	21.02	54.4 sucre 4.40 amidon	1.89	1.89	Avec 0.67 Théobromine
Cassonnade de canne à sucre. .	0.35	»	95.11	0.76	2.16	Avec 1.78 de sucre inter- verti et 0.30 gom. et acide 3.7 matières entractives non azotées.
Miel (moyenne	0.76	»	74.64	0.25	30.6	
Sucre d'amidon	»	»	64.33	0.66	16.99	Dont 18.02 subst. organiq. non transform² en sucre.

XV. — Autres aliments divers

ALIMENTS	Extrait sec	Substances azotées	Huile essentielle	Substances non azotées	Cendres	OBSERVATIONS
Décoction dans l'eau de :				13.14		
100 gr. de café brûlé.	25.50	3.12	5.18		4.06	
100 gr. thé sec ordinaire . . .	33.64	12.38	»	17.61	3.65	

On voit d'après cela qu'il sera facile, un régime étant donné, de calculer sa teneur en aliments simples (albuminoïdes, hydro-carbonés, graisses) et sa valeur en calories. Pour celles-ci, il suffira de multiplier les quantités d'aliments absorbés par le nombre de calories réellement utilisables pour 1 gr. de substances, soit :

    3 cal. 68 au lieu de 4 cal.   pour 1 gr. d'albumine
    8 cal. 65   »   8 cal. 90 » 1 gr. de graisses
    3 cal. 88   »   4 cal.   » 1 gr. d'hydrat. de carbone

La lecture des tableaux ci-dessus montre que les albumines comme les autres aliments simples sont fournis en proportions diverses par les différentes espèces d'animaux ou les différentes variétés de végétaux. C'est ainsi que les albuminoïdes varient de 23 à 13 0/0 dans les viandes de mammifères, d'oiseaux, etc., s'élèvent à 25 0/0 dans les légumes en grains et à 35 0/0 dans la viande bouillie, restant au-dessous de 1 0/0 dans la plupart des fruits acides.

Les mêmes écarts se retrouvent pour les corps gras, qui s'élèvent de 45 à 62 0/0 dans les amandes et qui sont souvent inférieurs à 1 0/0 dans quelques poissons à chair maigre, le sang et le pain.

Enfin, mêmes différences pour les hydrates de carbone qui montent de 58 à 78 0/0 dans les graines, tandis qu'ils atteignent 0,5 à 0,1 0/0 dans la viande et le bouillon, et il en est ainsi pour les sels minéraux.

V

Les régimes spéciaux

Au début de ce travail, je disais que l'idée du régime n'était pas une découverte de notre époque ; l'idée de réglementer l'alimentation proportionnellement au travail avait été une des préoccupations de tous les âges, sous la tutelle incertaine de l'empirisme.

Ce qui appartient en propre à notre époque, c'est l'appropriation des régimes au genre de maladie ; elle est la conséquence directe des découvertes de la chimie. L'empirisme a vécu du jour où la physiologie secondée par la chimie a pu établir d'une façon certaine les lois sur la chaleur animale, la transformation et l'utilisation des aliments, leur équivalence en calories ou en travail mécanique et quand la clinique, dans ses investigations répétées, fruits d'une observation minutieuse et sans cesse en éveil, est venue marquer du sceau de ses patientes recherches les manifestations morbides résultant d'un équilibre mal établi.

Alors, pour chaque affection, ont apparu des régimes spéciaux ; ils ne sont pas et ne seront jamais bien compliqués pour les affections fébriles, où l'abstention pour tout aliment solide est de rigueur, malgré certaines tendances ou innovations dangereuses, telles que l'alimentation des malades au cours même de la fièvre typhoïde. Mais ils sont de toute nécessité, et ils s'imposent dans les affections dites arthritisme ou herpétisme, qui semblent, à l'heure actuelle, devenir prépondérantes au milieu des multiples assaillants morbides, qui se disputent la proie humaine.

Et cependant que de divergences de vues dans ces prescriptions ! De ces régimes, les uns, tant soit peu surannés, ne répondent plus aux idées actuelles ; les autres sont incomplets au point d'oublier les choses les plus élémentaires. Certains trop exclusifs, trop méthodiques, oublient qu'en dehors des principes fondamentaux qu'ils renferment ou des raisons spéciales qui les dictent il est des questions essentielles avec lesquelles il faut compter, tel l'âge, le sexe, le tempérament de l'individu, la phase de la maladie, la valeur des organes, etc. Enfin, parmi ceux de ces régimes qui semblent le plus se rapprocher des données admises ou en concordance avec la science actuelle, on rencontre une foule d'opinions adverses. L'un défend les épinards dans l'arthritisme, l'autre les autorise. Les pommes de terre sont formellement défendues aux diabétiques, un autre les tolère. D'autres trouvent que le bouillon est une distillation de toxines ; ses partisans n'y voient que des peptones favorisant la digestion.

Pour s'en convaincre, il suffit de parcourir la littérature médicale de ces dernières années. On ne saurait contester le but utilitaire de ces recherches et de ces prescriptions multiples, dont l'unique souci est le bien être du malade, mais beaucoup de celles-ci correspondent à des cas spéciaux et on a eu le grand tort de les généraliser, car il est impossible d'unifier complètement et la forme et la marche d'une maladie dont les phases et les manifestations, hormis les grandes lignes, varient avec chaque espèce de tempérament, avec chaque individu.

La question du sucre en est une preuve frappante. Le sucre doit être formellement interdit aux diabétiques, disent les uns, ainsi que tous les aliments et substances pouvant en procurer. D'autres sont moins exclusifs, laissent prendre certains sucres, la pomme de terre ; Lépine, de Lyon, et Massé, de Toulouse, représentent ces tendances tolérantes qui, d'ailleurs, cadrent mieux avec les connaissances modernes. « Faut-il permettre l'usage du sucre aux diabétiques ? » (1) L'auteur admet qu'il ne faut pas absolument exclure les hydrates de carbone de l'alimentation du diabétique et cite le cas d'une malade qui, dépérissant rapidement, a vu son état général s'améliorer aussi rapidement par l'ingestion de sucre dans ses boissons (thé, café). — J'ai dans ma clientèle un cas analogue : c'est une dame de 78 ans, à qui j'ai laissé toute latitude dans son régime en ce qui concerne le sucre. Des prescriptions antérieures, trop exclusives quant au sucre, avaient amené rapidement la diminution des forces, la tendance à l'amaigrissement. Depuis 6 ans, toutefois avec modération, elle mange des aliments sucrés (sucre ou fruits sucrés) ; elle est très réservée sur les féculents ; elle absorbe assez facilement avec son café un petit verre de kirsch ; le sucre oscille entre 20 et 40 gr. et elle conserve, autant que l'âge puisse le permettre, une apparence réelle de verte vieillesse et de robuste santé.

Comme Lépine, je pense qu'il y a équivoque sur le mot sucre, que celui que le diabétique utilise mal, c'est le glycose, qui est seul à interdire, ainsi que les fruits qui le renferment, les pruneaux par exemple, et qu'il faut restreindre l'usage du pain et des féculents, puisque l'amidon de ces aliments se transforme en glycose. Les saccharose et lévulose (miel) conviennent le mieux au diabétique. Nous sommes loin des régimes de Bouchardat.

Il en est de même pour la pomme de terre, bannie avec entrain du régime des diabétiques, puis remise en honneur de nos jours, à titre de remplacement du pain, par Mossé (2).

Enfin, je ne voudrais pas passer sous silence ces tendances nouvelles qui nous viennent de l'étranger en ce qui concerne le régime lacté chez les diabétiques (Casarelli de Pise) (3).

---

(1) Professeur Lépine, de Lyon (*Sem. Méd.* Déc. 1900).

(2) Association française pour l'avancement des sciences. Congrès de Nantes. V. Bulletin médical, 7 août 1898.

(3) Semaine médicale, nov. 1901

Il est aussi facile de relever les mêmes variantes dans les régimes des albuminuries. Autrefois, le lait était l'unique boisson des brightiques, voire même le lait à outrance, au risque d'arriver au dégoût chez les malades et à l'intolérance absolue. Connaissant mieux et la physiologie et la pathologie rénales, la médecine actuelle affirme de plus en plus ses tendances vers le régime mixte, quitte à surveiller minutieusement ses effets, parce que l'on a reconnu que très souvent l'albuminurie ne diminue pas, même avec le régime lacté le plus absolu, pendant que le malade s'épuise.

Si l'albuminurie n'augmente pas, dit Lyon (1), et que, par suite de l'alimentation insuffisante, l'asthénie, l'hypotension artérielle deviennent plus marquées, c'est la chute rapide du malade. En introduisant dans l'alimentation progressive la viande crue à petites doses, les purées, les bouillies, les forces des malades se relèvent promptement.

Je pourrais en citer autant pour d'autres affections.

Et maintenant quelles sont les conditions d'un régime ? Il est inutile de dire qu'il variera forcément chez l'homme sain et chez le malade ; le premier doit servir de base.

Pour l'homme sain, le professeur Maurel a publié (2) une série de conclusions dont je ne retiendrai que celles relatives à nos climats.

« 1° La différence des saisons imprimant à notre organisme des dépenses qui peuvent varier de près d'un tiers, il est indispensable de tenir compte de cette différence de dépense pour régler l'alimentation.

2° L'alimentation doit être diminuée graduellement de la saison froide à la saison chaude.

3° Pour la ration d'entretien, il est suffisant de donner 1 g. 50 de substances azotées par kgr. de poids.

---

(1) Les albuminuries curables. Presse médicale, septembre 1903.
(2) Archives médicales de Toulouse 1898.

4° Dans les villes, on donne la préférence aux aliments tirés du règne animal.

5° L'exagération de cette alimentation, conduisant à l'exagération des azotés fournis à l'organisme, produit un des inconvénients suivants :

a) Si les ternaires sont déjà en quantité suffisante et si les organes digestifs peuvent assurer la digestion de cet excès d'azotés, leur pénétration dans le torrent sanguin conduit aux maladies de surnutrition.

b) Si les ternaires sont insuffisants et si les azotés ne font que les remplacer, cette transformation exige de l'organisme, et probablement du foie, un surcroît de fonction.

c) Il est possible qu'après un certain temps le tube digestif ne puisse digérer ces azotés en excès et que l'on voie apparaître, sous l'influence du surmenage de cet organe, les maladies de suralimentation.

6° Les ternaires doivent être, autant que possible, dans la proportion de 1 à 4.

Les graisses peuvent figurer dans la proportion de 1 gr. par kgr. de poids et l'alcool dans la proportion de 0,50. Le reste doit être fourni par les amylacés.

La ration de travail s'obtient en augmentant la ration d'entretien : pour les azotés de 1/10 et pour les ternaires de 1/5.

Pour les travaux exceptionnels, on peut atteindre 1/5 pour les azotés et 2/5 pour les ternaires. »

J'ajouterai que, de même qu'il n'est pas possible de supprimer entièrement les matières albuminoïdes dans l'alimentation, on ne peut pas plus supprimer entièrement les substances ternaires non azotées (sucres, amidons, graisses).

Tout régime exclusif (carné ou autre) devient à bref délai nuisible ou fatigant pour l'individu ; il faut y ajouter graisses, sucre, pain, légumes, etc.

L'institution d'un régime et de la ration alimentaire n'est pas chose facile, étant donné, comme je le disais plus haut, les différentes conditions qui doivent entrer en jeu. Les avis sont différents quant à la fixation de la ration alimentaire.

Barbier (Soc. de Thérapeutique, 1902) prétend qu'on ne peut instituer une ration alimentaire uniforme pour tous les individus de même poids ; il faut tenir compte des habitudes, de la race, du climat, etc. ; d'ailleurs la ration des albuminoïdes est très élastique.

Linossier, Pascault, de Renzi ont vu des malades se contenter et même engraisser avec 12 calories par jour (par kgr. de poids).

« En réalité, dit Linossier, la ration ne peut s'établir que par l'étude individuelle de chaque sujet. L'homme a une tendance générale à exagérer son alimentation et surtout l'alimentation azotée. Mais je n'oserais conclure que l'homme doit régler son alimentation sur la ration d'entretien. Rien ne prouve que la ration minimum soit la ration optimum. Peut-être faudrait-il étudier, à côté de la ration d'entretien de l'adulte et de la ration d'accroissement de l'enfant, la ration de résistance ? »

Bardet prétend que la quantité d'albumine nécessaire à l'équilibre azoté est beaucoup au-dessous des chiffres généralement admis ; il présentait des malades (dyspeptiques, il est vrai) chez qui le régime ne donnait que 1750 calories, comportait 60 gr. d'albumine pour un poids de 80 kgr., mais tout cela est variable avec les individus.

Pascault (1), parlant de la ration alimentaire chez l'arthritique, après avoir rappelé les expériences de Maurel (1901), qui fixe entre deux litres 1/2 et trois litres 1/2 de lait la ration de l'arthritique, en tout 1440 calories ou 24 calories par kgr. et par 24 heures, Pascault prétend que ce chiffre de 24 calories

---

(1) Société médicochirurgicale, avril 1902

est un maximum pour l'arthritique, ce qui ferait 1600 calories pour un homme de 65 kgr. Il soutient en outre que les rations correspondantes des auteurs, étant toutes plus ou moins voisines de 2600 calories, ne sont pas des rations de sédentarité, mais des rations de travail déguisées. Et puisque, dit-il, d'après M. A. Gautier, cette ration est de 2230 calories, il en résulte qu'on doit admettre que la ration d'un homme d'appétit ordinaire est trop élevée d'un tiers ou d'un bon quart ; son chiffre au repos absolu est de 20 calories par kgr. d'animal.

Cette ration n'est pas assez élevée. Je me suis entouré d'autres considérations dans la constitution de mes régimes chez les arthritiques et, parmi celles-ci, la plus importante, l'obésité, qui est si fréquente chez la catégorie de malades qui nous arrivent à la station. J'ai pris, comme point de départ, le chiffre de A. Gautier, qui me semble le plus conforme aux conclusions des expériences et je l'ai réduit de la façon suivante et suivant les affections. Pour les arthritiques (graveleux, goutteux), les régimes que je préconise vont de 2000 à 1700 calories par jour pour un homme de 70 kgr., ce qui fait une moyenne de 25,7 calories par kgr. en poids. Pour les hépatiques, ils vont de 1500 à 1800 calories par jour (à l'obésité il faut joindre la nécessité de réduire chez eux considérablement les graisses) ; ce qui fait, pour le même homme de 70 kgr., une moyenne un peu inférieure à 24 calories par kgr. Ceux des diabétiques n'atteignent pas plus de 1500 à 1800 calories par jour, soit 24 calories par kgr. Enfin, les régimes des obèses, que j'ai réduits de 800 à 1000 calories par jour, donnent une moyenne de 14 à 15 calories par kgr. Je n'ai eu que de bons résultats en procédant de cette façon, et sans compromettre la santé ni les forces des individus ; d'ailleurs, ces régimes suivent une gamme progressivement décroissante, suivant les cas, et il est facile de les modifier suivant les résultats obtenus ou les nécessités de la situation.

Étant donné que la diathèse en général ne retentit pas seulement sur l'organe atteint principalement, mais qu'elle présente parfois de douloureuses répercussions sur les organes voisins, voici, à mon avis, les principales indications qui doivent présider à la constitution d'un régime :

1º Il doit tenir compte des conditions chimiques, mécaniques, biologiques, en un mot de toute la physiologie de l'organisme, de la valeur alimentaire et de la constitution des aliments, de leur digestibilité.

2º Le régime doit être adapté complètement aux indications cliniques qui le commandent.

3º Et pour cela il doit tenir compte de l'âge, du sexe, du tempérament du malade, de ses antécédents morbides, de la cause et de la phase de la maladie, des complications possibles, de l'état actuel du sujet, de l'état de sa nutrition (l'analyse des urines est toujours un indicateur précieux) et du tube digestif, de ses forces et de sa résistance, de la circulation et en général de l'état de tous ses organes.

4º Le régime doit être simple, sans recherches et sans apprêt, composé surtout d'aliments dont la digestion est facile et rapide, et n'est pas une source de fatigue pour le tube digestif.

5º Les aliments doivent être présentés divisés, bien cuits, de façon à ce qu'ils soient le plus facilement assimilables, exception faite en ce qui concerne les viandes crues.

6º Certains aliments devront être totalement supprimés ou apparaître rarement dans l'alimentation, suivant les affections. Ils doivent en outre être choisis de façon à laisser le moins possible de résidus nocifs dans l'organisme et surtout de toxines pouvant provenir d'aliments fermentescibles.

7º Il est de toute nécessité de diminuer suivant les cas les aliments qui donnent trop de calories, surtout si elles ne doivent pas être utilisées, ou si l'individu tient en réserve des matières susceptibles d'être comburées.

8° L'alimentation doit être modérée et proportionnelle aux dépenses : c'est à cette condition que l'équilibre peut être maintenu.

9° La quantité en poids des différents aliments simples par kgr. de l'individu varie avec les affections en cause et est susceptible d'être légèrement augmentée ou fortement réduite.

10° Le nombre de calories par kgr. pour un homme pesant 70 kgr. ne doit pas dépasser 26 calories pour les graveleux et goutteux, 24 calories pour les hépatiques et les diabétiques, et inférieur à 16 pour les obèses.

11° Le régime ne doit pas avoir pour conséquence d'affaiblir le malade ; il doit toujours le maintenir dans un état de relèvement et d'énergie suffisants pour la lutte contre l'élément morbide.

12° Au régime doivent toujours être associés l'hygiène, l'exercice et, si possible, l'hydrothérapie et le massage ; ces indications dernières ressortent de l'avis du médecin.

Telles sont les principales règles que je crois indispensables pour l'institution des régimes.

Dans la dernière partie de ce travail, je m'inspirerai de ces idées personnelles et de l'état actuel de la science pour chaque régime en particulier :

1° **Régime des graveleux et goutteux.**

2° **Régime des hépatiques** (lithiase biliaire, colique hépatique, congestions).

3° **Régime des diabétiques.**

4° **Régime des obèses.**

Ce sont les affections les plus communes à Vittel.

J'indiquerai en outre les raisons particulières qui font écarter tel ou tel aliment, celles qui obligent à restreindre l'emploi de certains d'entre eux et enfin, pour être pratique (et c'est une des principales raisons de cet ouvrage), pour répondre aux désirs exprimés et à l'ennui bien compréhensible des maîtresses de maison, que les régimes embarrassent et qui deviennent par conséquent difficiles à observer, presque impossibles à suivre, j'ai institué des menus pour une révolution cyclique de quinze jours, qu'il suffira de reprendre au premier jour, une fois la liste épuisée. Ces menus sont calculés pour chaque affection, suivant un poids moyen de 70 kgr. et le nombre de calories journellement indispensables ; ils répondront largement aux desiderata.

Ils sont susceptibles de quelques variantes, suivant chaque individu, puisque l'on ne peut identifier tous les malades, alors même qu'ils seraient atteints de la même affection (colique hépatique, néphrétique, goutte, etc.), car ils peuvent avoir certains de leurs organes plus ou moins indemnes, présenter certaines complications ou lésions accessoires (artério-sclérose, albuminurie des graveleux, goutte intestinale, etc., etc.), qui constituent autant d'indications à modifier le régime dans un sens ou dans l'autre.

C'est alors le rôle du médecin traitant de modifier les régimes, suivant les indications fournies par le malade, soit pour l'augmenter, soit pour le diminuer ; et il le pourra facilement, à l'aide des tableaux précédents, qui indiquent la valeur des aliments.

VI

Régime des Graveleux (urique, oxalique)
Régime des Goutteux

La principale règle dans l'institution d'un régime est d'éviter les aliments qui contiennent des principes pouvant se décomposer en donnant des produits nocifs (acide urique, oxalique, etc.), ou le moins possible de ces aliments, pouvant ainsi, par leurs transformations, amener une nouvelle surcharge de l'organisme.

J'ai réuni, dans ce chapitre, les goutteux et les graveleux, les indications du régime étant les mêmes.

Les conseils de A. Gautier constituent, au point de vue de la valeur des viandes, une véritable révolution. On s'était habitué depuis longtemps à recommander de préférence les viandes blanches et à proscrire les viandes noires, soi-disant trop riches en principes pouvant fournir de l'acide urique. Or, le même auteur vient de prouver, sans qu'il soit possible d'en douter (ses affirmations étant basées sur les recherches les plus scrupuleuses de la chimie moderne), que, parmi les aliments, ceux qui fournissent le maximum d'acide urique sont les viandes et, surtout, celles des animaux très jeunes (veau, pigeon, poulet), et les parties gélatineuses (tête, pieds, peau). Il en est de même des viandes fumées, tant vantées par la médecine allemande et qui forment chez eux la base de presque tous les régimes. Les ris de veau, les cervelles, le pain lui-même sont des aliments très riches en nucléines, les gelées et les gélatines, substances qui provoquent, par conséquent, la formation de l'acide urique et de l'acide oxalique. La destruction de la viande dans l'économie tend à acidifier le sang à la fois par les acides minéraux et par les acides organiques (urique, lactique, etc.), qui dérivent de ses dédoublements.

Il faudrait manger surtout la viande bouillie, mais modérément, car la chair musculaire, explique le même auteur, laisse, sous l'action de l'eau, une partie insoluble et une partie soluble. La partie insoluble se compose de trois principes albuminoïdes essentiels (myosine, myostroïne, osséine) dont la plus importante par ses transformations et ses dérivés est la myostroïne, d'où proviendrait l'acide urique.

En tous cas, dit-il, il faut défendre la viande de veau à ceux qui ont les moindres tendances aux maladies de la peau (eczéma, acné) ou qui souffrent des voies urinaires. La chair des animaux jeunes laisse plus de cendres que celle de bœuf et aussi plus acides en raison de l'acide phosphorique provenant de l'oxydation du phosphore organique des nucléines et des autres corps phosphorés.

Les œufs sont défavorables aux arthritiques, quoiqu'ils ne donnent que fort peu d'acide urique ; on ne saurait toutefois, dit Gautier (1), les leur défendre *a priori* et absolument.

Il faut éviter les aliments trop gras et les sucreries. Le lait est excellent ; il faut remplacer le café par celui de chicorée ; éviter les mets trop succulents, les condiments épicés, se borner au sel, au vinaigre et au citron.

Pour les légumes, il faut s'abstenir d'oseille et d'épinards « sans qu'on puisse dire cependant que l'aptitude de ces aliments à produire l'acide urique soit proportionnelle à la quantité d'acide oxalique qu'ils contiennent ».

---

(1) A. Gautier. L'alimentation et les régimes.

Tous les légumes verts sont permis à l'exception des végétaux incomplètement développés ou riches en acide oxalique. *La tomate est défendue à tort*, si elle est bien digérée ; elle ne contient qu'une trace à peine d'oxalates, et ses malates et citrates acides vont alcaliniser le sang. Je puis affirmer d'ailleurs, par expérience, dit-il, que la tomate n'a aucun inconvénient chez les arthritiques, au contraire. L'usage modéré des asperges est permis.

Il faut éviter surtout le chocolat et le cacao.

Quant aux boissons, on peut tolérer les petits vins non acides, le cidre, les petites bières, le thé léger, à la condition d'être pris avec modération. Défendus les vins généreux, la bière forte, le cognac, les liqueurs proprement dites, le café. L'eau pure est la meilleure boisson pour les arthritiques et les goutteux.

Parmi les fruits, les fruits bien mûrs sont excellents, ainsi que les jus et compotes de fruits cuits : cerises, raisins, prunes, oranges, pommes. poires, citrons, etc., dont les tartrates, malates, citrates, etc., se transforment dans l'économie, en carbonates, qui vont alcaliniser les humeurs et dissoudre les dépôts uratiques (1).

Quant au pain, il faudrait en modérer beaucoup l'emploi, parce que sa destruction dans l'organisme met en liberté un excès de 0 gr. 239 d'acide phosphorique par 100 gr. de pain frais, acide qui ne trouve pas de bases qui puissent le saturer. Le pain acidifie le sang par le phosphore et le soufre de ses nucléines, et par eux aussi enrichit encore les humeurs en corps puriques, deux conditions qui doivent en faire restreindre formellement l'emploi.

Il est évident que la plupart de ces indications ont leur importance capitale ; elles s'imposent autant par la valeur de l'au

---

(1) A. Gautier. L'alimentation et les régimes.

teur et de ses recherches que par les expériences minutieuses dont elles découlent.

Je tiens encore, avant de donner mon opinion personnelle, à citer l'appréciation et les idées d'autres auteurs sur les régimes des goutteux et des graveleux.

A. Brault (1) recommande, dans la lithiase rénale, de s'abstenir des aliments trop riches en azote, viandes noires et fumées, du gibier, des condiments, des légumes trop riches en acide oxalique (oseille, rhubarbe, asperges, haricots verts, tomates, fruits non mûrs) ; de proscrire les boissons alcooliques, gazeuses, sucrées, bières, vins généreux, café, thé ; de s'alimenter spécialement avec les viandes blanches, les œufs, les poissons légers, les légumes verts cuits, les fruits et aussi les farineux ou les mets sucrés avec mesure.

Parmi les boissons, prendre plutôt les vins rouges ou blancs pauvres en alcool. Ceci s'applique surtout aux gravelles acides (urique, oxalique).

Il n'est pas question dans ce régime d'interdire formellement les épinards.

OEttinger (2) recommande les viandes grillées et rôties, mouton et bœuf, tout en faisant une large part aux viandes blanches (veau, poulet, ris de veau, cervelle). Il interdit les viandes fumées ou conservées, le jambon, le porc, les salaisons, les viandes faisandées, le gros gibier, excepté le gibier à plumes. Il permet la morue, la sole, le merlan et interdit le caviar, les mollusques et les crustacés. Il autorise, parmi les légumes, les salsifis, artichauts, céleri, oignons, betteraves, salades cuites, pommes de terre, pois, haricots verts, riz, nouilles, macaronis ; modérément les œufs et surtout à la coque, ainsi que le pain et plutôt du pain grillé. Il défend les tomates, asperges, oseille, épinards, champignons, truffes, condiments, salades trop épicées. Sont auto-

(1) Traité de médecine. Charcot-Bouchard. Maladies du rein, 1893.
(2) OEttinger. Thérapeutique du rhumatisme et de la goutte, 1896.

risés : le lait, les crèmes, les fromages non fermentés (brie, camembert), et défendues les pâtisseries et les confitures. On pourra permettre groseilles, oranges, raisins, pêches, prunes, framboises, fraises.

Tous les fruits à noyaux, dit Garrod, pommes, poires, doivent être interdits.

Garnier, de Nancy, (1) définit ainsi le régime alimentaire de l'arthritique : peu de viande de boucherie. Permettre lait, œufs, corps gras (beurre), les légumes herbacés, racines et tubercules (oseille, épinards, choux, etc.), fruits et baies. Eaux alcalines. Peu de farineux, pois, haricots, lentilles. Eviter les viandes et légumes conservés par la salaison. Pas de cervelle, ni d'extraits de viande.

Guyon dit que les haricots verts, les épinards, la salade chez les calculeux sont souvent proscrits, mais à tort. Il faut se garder de restreindre les aliments végétaux frais, et défendre les salaisons, les viandes fumées, les gibiers, les fromages fermentés, les liqueurs.

Enfin, sous le titre « Traitement de la colique néphrétique », le docteur Vinay (2) prescrit le régime suivant : on doit recommander les légumes verts, surtout la chicorée et la laitue, l'artichaut, les salsifis, les cardons, les céleris, les carottes, les pommes de terre qui peuvent remplacer une partie du pain aux repas, les radis, le cresson, les salades peu vinaigrées. Prendre peu de légumes secs, comme les haricots rouges, pois, lentilles, fèves, choux, champignons, qui sont parfois difficiles à digérer. Inutile de mettre le malade au régime des viandes blanches ; le bœuf, le mouton, les volailles valent mieux. Interdire les matières collagènes ou gélatineuses, la cervelle, le ris de veau, les jus de viande, les aliments d'épargne comme les corps gras, les féculents, le sucre, le chocolat, les pâtisseries. Conseiller

---

(1) Garnier. Revue médicale de l'Est. 1897.
(2) Lyon médical 1904.

les poissons blancs : le merlan, le brochet, la sole, la barbue, ainsi que les œufs, malgré leur mauvaise réputation. »

Seront permis les fromages frais et les fruits ; comme boisson, le vin blanc léger ou un petit bordeaux, coupé d'eau ordinaire. La bière et le cidre sont permis, mais peu et ce dernier bien additionné d'eau.

Il n'est pas fait de mention spéciale dans ce régime, pour la tomate, l'oseille, la rhubarbe, les épinards et les asperges, qui semblent rentrer dans la catégorie des légumes verts qu'il définit comme pouvant être autorisés.

Il est facile de se rendre compte, par ces quelques exemples, combien différent les avis ; il en est encore bien autrement dans la pratique. Le régime que je préconise est le résultat de mes expériences personnelles aidées de nombreux faits cliniques ; je me suis appuyé sur les découvertes les plus récentes de la science moderne et de la chimie. J'ai donc désigné dans le tableau qui précède les menus, ceux des mets qui doivent être absolument défendus ou permis aux arthritiques ; je me suis montré suffisamment tolérant pour les mets dont la nocuité n'est pas suffisamment et intégralement affirmée ; l'exclusion fréquente de certains mets dans ces menus est souvent due ou à leur assaisonnement trop épicé ou à leur constitution trop grasse.

Enfin, il ne faut pas oublier que la prescription d'un régime (et je ne saurais trop le répéter) doit être en raison directe de l'état des malades, de la quantité d'acide urique éliminée, des signes plus ou moins importants de l'encombrement uricémique. Dans les cas d'accumulation urique considérable, on doit être très sévère en ce qui concerne la catégorie des aliments que j'ai désignés comme devant être « plus rarement autorisés » et en proscrire l'usage même très restreint. Toutefois, si la situation s'améliore, si les indications fournies par les urines sont satisfaisantes, on pourra revenir à un régime moins sévère, en tolérant, à des intervalles plus ou moins éloignés et à titre de changement, quelques-uns de ces aliments de la deuxième catégorie.

C'est dans cet esprit que je tolère certains aliments que l'on a l'habitude de proscrire d'une façon formelle, par exemple les épinards. A. Gautier dit lui-même, en ce qui les concerne, « qu'on ne peut pas dire cependant que l'aptitude de ces aliments à produire l'acide urique soit proportionnelle à l'acide oxalique qu'ils contiennent ». Cette réserve prudente n'est pas en rapport avec la proscription énergique dont on frappe cet aliment et, à moins d'une oxalurie marquée, je ne vois pas d'inconvénient à ce qu'ils apparaissent, pour varier, une fois tous les 15 ou 20 jours, sur la table des graveleux uriques ou des goutteux.

J'ai calculé dans tous les menus le nombre de calories fournies par les aliments ; en outre, malgré les exclusions indispensables, la liste des aliments permis est encore suffisamment longue pour y trouver de la variété et éviter, avec la monotonie du régime, les répercussions fâcheuses sur le tube digestif.

J'aborde maintenant les principales prescriptions du régime des goutteux et des graveleux.

Les viandes noires et les viandes blanches sont permises indifféremment, malgré les produits nocifs qui en dérivent ; elles font partie intégrale de la nourriture de l'individu ; leur suppression constante serait d'un côté un danger pour l'organisme ; de l'autre, elle rendrait alors l'alimentation très difficile, sinon impossible.

Toutefois il faut réduire au minimum les viandes d'animaux très jeunes (veau, pigeon, poulet), et les parties gélatineuses (tête, pieds, peau). Il faut interdire les ris de veau, les cervelles, trop riches en nucléines, ainsi que le jambon fumé.

La viande doit être consommée de préférence grillée ou bouillie. Le gibier doit être presque totalement défendu : à part certains oiseaux (gélinottes, cailles, grives, alouettes, etc.), il faut être très réservé sur les autres (perdreaux, vanneaux, bécasses, etc.), et surtout s'abstenir du gros gibier (sanglier, chevreuil, etc.) ; la constitution de ces viandes comme la façon générale de les accommoder sont nuisibles à l'organisme, où elles introduisent de plus une certaine quantité de toxines.

Il en est de même pour les viandes de conserves.

Les œufs sont permis, mais modérément.

Il faut défendre les poissons très gras (anguille, saumon, maquereau, alose, hareng, morue). On doit être très réservé sur le poisson ; tout le monde sait qu'il perd rapidement sa fraîcheur ; la moindre altération de sa chair peut être l'origine pour les graveleux ou les arthritiques, en général, si facilement impressionnables du côté de la peau, de poussées d'eczéma, d'érythèmes, de démangeaisons, d'urticaire et même de diarrhée.

La raie et l'alose sont trop riches en éléments azotés.

Les poissons doivent être plutôt consommés frits ou cuits à l'eau, car l'on sait que, par la cuisson à l'eau, la chair de poisson devient moins excitante et un peu moins nourrissante, surtout celle des poissons à chair maigre (sole, merlan, brochet, perche, limande, etc.). Les poissons au court-bouillon sont trop épicés.

Les escargots, écrevisses, crevettes, langoustes, homards, etc., sont défendus parce que leur chair est trop lourde et qu'ils ont besoin, pour cette raison, d'être fortement assaisonnés.

Pour les légumes, les oignons cuits seraient, dit on, très favorables aux arthritiques, à cause de leur richesse en phosphates alcalins ; j'estime qu'ils doivent être rarement autorisés en raison de leur teneur un peu élevée en matières amylacées, les arthritiques étant le plus souvent des obèses.

Les épinards peuvent être permis, dans les limites que j'ai indiquées plus haut, aux graveleux uriques et aux goutteux ;

1° Parce qu'il est impossible de dire que l'acide urique qui peut en provenir est proportionnel à l'acide oxalique qu'ils renferment ; en conséquence, la valeur de leur nocuité n'est pas nettement établie.

2° Parce qu'il faut considérer qu'ils laissent une quantité de cendres alcalines dont le rôle utilitaire est incontestable. C'est ainsi que sur 12 parties fixes laissées par 100 parties d'épinards à l'état frais, 1,98 ou le 6° est formé de sels inorganiques.

On trouve pour 100 parties de matières minérales dans ce légume :

$K^2 O$	$=$	16,6	$Mg\ O$	$=$	6,4	So^3	$=$	6,9
$Na^2 O$	$=$	35,3	$Fe^2 O^3$	$=$	2,3	$Si\ O^2$	$=$	4,5
$Ca\ O$	$=$	11,9	$P^2 O^5$	$=$	10,2	Cl	$=$	6,3

Ces cendres sont donc très riches, comme on le voit, en bases, surtout en bases alcalines.

En somme, à côté de ces 3 gr. 16 d'oxalate de chaux, dont la transformation en acide urique n'est pas certaine, on trouve de grandes proportions de sels actifs ; il me suffirait de retenir seulement le fer, qui trouve immédiatement son utilité chez les goutteux, souvent anémiés par un long accès et chez qui la déglobulisation rouge est parfois si importante.

3° Ils peuvent être permis, parce qu'ils appartiennent à la classe des herbacés neutres (céleri, doucette, etc.,) en opposition avec les herbacés acides (oseille, rhubarbe, cresson). De ces trois raisons, les deux premières ont leur importance considérable ; c'est sur elles surtout que je m'appuie pour soutenir que les épinards peuvent être autorisés modérément chez les goutteux et les graveleux uriques et en se basant sur les analyses d'urines, de même que je conclus à leur interdiction formelle dans la gravelle oxalique.

Les asperges peuvent être permises, mais très modérément et à la condition que les urines ne signalent pas d'oxalurie.

Très peu de légumes secs (fèves, lentilles, haricots secs), qui sont souvent difficiles à digérer ou trop riches en sucre pour des ralentis de la nutrition. J'en dirai autant des choux et des champignons ; ces derniers surtout sont généralement lourds et il en faut de grande quantité pour alimenter ; ils n'ont d'intéressant pour l'organisme que leurs sels alcalins. Les pois secs sont trop riches en matières azotées et surtout en sucre.

Il faut insister surtout sur les légumes verts ; outre l'avantage qu'on leur reconnaît de prévenir la constipation, ils possèdent surtout celui de neutraliser l'acidité organique par les sels alcalins qu'ils renferment.

Les haricots verts longs, sans graines, seraient contrindiqués dans l'arthritisme, sans que j'aie pu en trouver la raison. Cependant ils ne contiennent que 0,06 à 0,21 0/0 d'acide oxalique, ce qui ne les rend pas bien dangereux, surtout si l'on se rappelle le peu de certitude que l'on a sur la valeur de la transformation de l'acide oxalique en acide urique ; d'autre part, ils ne contiennent que 4,17 0/0 de sucre et d'amidon, ce qui n'est pas un motif suffisant pour les exclure : leur richesse en nucléines n'est pas assez considérable ; je suis d'avis de les autoriser, mais modérément ; d'ailleurs, leurs cendres sont riches en manganèse. Quant aux petits pois verts en grains, ils ne contiennent que 4,47 0/0 de matières azotées, 0,24 0/0 de matières extractives, et peuvent être autorisés. Toutefois pour les haricots verts en cosse, comme pour les pois dits mange-tout, la seule raison qui en commande l'emploi très modéré, c'est leur richesse en nucléines, en sucres, en celluloses assimilables et en inosite.

La choucroute doit être d'un usage modéré, parce qu'elle est épicée, fermentée et acidulée, quoique de digestion assez facile.

Le chou fleur est un aliment léger.

Le chou de Bruxelles, comme d'ailleurs la plupart des choux, doit être pris modérément, non seulement en raison de leur digestion pénible, mais parce qu'ils contiennent 17,90 à 18,4 0/0 de cellulose et une quantité considérable d'amylacés et de substances riches en nucléines.

Il faut interdire formellement les mets acides, le vinaigre, citron, acide citrique, surtout dans ces affections où cette acidité solidement établie est si difficile souvent à combattre. Il ne faut pas oublier que l'on se trouve en face de malades dont la nutrition se fait mal, chez qui les transformations s'opèrent d'une façon incomplète et inconstante et chez qui aussi on risque et d'accumuler des produits inutiles ou pouvant devenir nuisibles et par là de consolider l'acidité organique que l'on cherche d'autre part à faire disparaître.

C'est à ce point de vue que je défends absolument la tomate. A. Gautier, qui la définit ainsi « une baie rouge, remplie d'une pulpe acide, d'un goût un peu vireux, riche en sels acides, contenant à peine une trace d'oxalates », prétend qu'on a tort de la proscrire et qu'elle doit être autorisée sans danger parce qu'elle contient seulement une trace d'oxalates. Mes observations cliniques m'ont amené à une conclusion tout à fait opposée, c'est à dire l'interdiction absolue.

J'ai remarqué que, parmi les graveleux, ceux qui présentaient de l'oxalurie habituellement liée à une uricémie considérable provenaient en général de régions où l'on fait un usage abondant de la tomate et particulièrement du Midi. Cette constatation, maintes fois répétée depuis dix ans, m'a amené à en interdire formellement l'usage. D'ailleurs la tomate est plutôt un condiment qu'un aliment, et ce titre là suffit déjà à en réserver l'usage.

Enfin le même auteur dit ailleurs que nous éliminons à l'état normal par les urines de 0,002 à 0 gr. 01 d'acide oxalique, que celui qui se forme est détruit dans l'organisme, que celui

des aliments brûle comme celui qui peut résulter de l'oxydation des graisses et des sucres, ou de l'hydrolyse des corps
protéiques ; il semble plutôt envisager ce qui se passe chez
l'homme sain. Or, précisément, il faut se placer sur un autre
terrain pour le régime, celui de l'individu malade et chez qui
justement ces phénomènes de combustion ou d'autres se passent d'une façon ou incomplète ou anormale et chez qui, en
raison même de ce trouble de la nutrition, il faut éviter sage-
ment d'introduire dans l'alimentation le moins de matériaux
possible, dont la transformation est certainement incomplète.

Les betteraves cuites par elles-mêmes ne sont pas interdites,
mais la façon de les accommoder pour les rendre agréables au
goût en interdit l'emploi ; je veux parler des sauces vinaigrées.

Les potages doivent être peu épicés ; les potages maigres
sont préférables. On a beaucoup critiqué le bouillon de bœuf
et les potages en général, surtout le premier, que l'on considérait comme un bouillon de culture microbienne, opinion certainement exagérée, car depuis longtemps on s'est accordé à
leur reconnaître un rôle utilitaire. On considère généralement
les potages comme les agents provocateurs d'un bon dîner :
outre cette qualité de gourmet qui doit faire place devant les
considérations physiologiques, tout le monde s'accorde à reconnaître que, sans être lourds, ils mettent en train la digestion,
apportent un certain nombre de peptones qui activent la sécré-
tion du suc gastrique et préparent la voie à des aliments d'une
digestion plus laborieuse.

On a dit aussi que le bouillon n'est pas alimentaire, ce qui
est une erreur. Le bouillon est alimentaire ; il excite l'appétit
et la digestion, dit Gautier, augmente les sécrétions gastri-
ques, tonifie le cœur, dont il accélère légèrement les batte-
ments, élève un peu la tension artérielle et active le travail des
reins. C'est un aliment plastique par ses phosphates, ses lécithines, ses sels de potasse ; mais c'est surtout un excitant, un

aliment nervin par ses matières gustatives, odorantes et sapides qui forment le quart environ de son extrait, par ses leucomaïnes créatiniques et xanthiques, bases toniques et amères qui, à ces petites doses, ont des effets comparables à ceux de la caféine et de la théine.

Toutefois, il ne faut pas en abuser, car, outre qu'il augmente sensiblement l'excrétion de l'acide urique, ces bases créatiniques et xanthiques sont toutes toxiques à doses un peu élevées et peuvent avoir une influence fâcheuse particulière sur le rein (néphrite épithéliale de Gaucher).

Il faut se montrer très réservé sur les pâtes et les potages aux pâtes.

Les potages maigres sont en général préférables : ils sont plus faciles à digérer et ne présentent pas ces inconvénients. Les potages juliennes, composés surtout de légumes (carottes, navets, poireaux, céleri, laitue, petits pois), sont autorisés, à la condition de ne contenir ni oseille, ni poivre, ni condiments et seulement 1/4 d'oignon moyen, c'est-à-dire d'être le moins possible épicés. Cette condition doit être la règle pour tous les potages ; le sel est suffisant ; les épices sont formellement interdites.

Les purées de légumes doivent être recommandées, surtout les purées de légumes frais : elles sont d'une digestion facile. Mais il faut restreindre l'usage des purées de légumes secs, surtout celles de féculents, trop riches pour des arthritiques obèses. En tout cas, pour toutes, la quantité de beurre doit être réduite au minimum et les épices doivent faire totalement défaut (poivre, échalote) ; 1/4 d'oignon peut être autorisé.

Les jus de viande doivent être réservés aux convalescents ou aux maladies de longue durée ; ils sont interdits aux arthritiques.

Les sauces que je signale dans les tableaux comme défendues sont trop épicées, ou, comme la sauce brune, trop riches en aliments gras et en farines.

Les sauces dites velouté, quoique dérivées de la sauce brune ou espagnole et moins épicées, peuvent être prises à titre de changement à la condition de n'y ajouter que le minimum possible d'épices et de graisses. Les mêmes réserves s'appliquent aux sauces dites béchamel, hollandaise, blonde, qui ne doivent être permises que pour varier tant soit peu les menus.

Les hors-d'œuvre doivent être absolument défendus ; ils ne répondent à aucun besoin alimentaire ; ce sont en général des crudités, des aliments épicés, etc., qui n'ont aucun avantage pour l'organisme et risquent au contraire d'avoir une fâcheuse répercussion sur l'estomac en entravant la digestion au lieu de la seconder. De ce nombre sont les salades de concombre, de tomates, de cresson, de betteraves rouges, les radis, les artichauts poivrade, les anchois, le thon, les moules, crevettes, les harengs marinés, le raifort, etc.

Sont défendus tous les aliments vinaigrés ; c'est toujours introduire dans l'organisme de l'acide acétique. Il y a suffisamment d'aliments permis et agréables au goût pour que les malades s'abstiennent de mets factices dont la transformation n'est pas toujours sûre, j'en ai parlé plus haut. La moutarde est défendue ainsi que tous les condiments.

Les arthritiques en général doivent modérer beaucoup l'emploi du pain, parce que sa destruction met en liberté un excès de 0 gr. 239 d'acide phosphorique par 100 gr. de pain frais, acide qui ne trouve pas de bases qui puissent le saturer. Il acidifie le sang par le phosphore et le soufre de ses nucléines et par elles aussi enrichit encore les humeurs en corps puriques. Je l'ai réduit dans les régimes à un taux bien inférieur à la consommation journalière d'un habitant de Paris.

Les fruits doivent être bien mûrs ; sont permis aussi les jus et compotes de fruits ; mais il faut se défier de quelques fruits trop acidulés, que j'ai préféré ranger dans la catégorie « défendus » ; la liste des fruits permis est encore assez longue dans sa diversité.

Il faut s'abstenir de chocolat et de cacao, non seulement à cause de leur richesse en acide oxalique, mais surtout à cause de l'abondance de leurs graisses qui rend leur digestion très difficile et à cause de la tendance à l'obésité de la plupart des arthritiques. Ils sont donc formellement contrindiqués dans la gravelle, la goutte, la lithiase biliaire et l'obésité ; ils pourraient, à la rigueur, être tolérés dans le diabète vrai, mais il vaut mieux les laisser de côté, étant donné le genre de diabétiques qui viennent à Vittel.

Comme dessert, il faut s'en tenir à peu de pâtisseries ; il vaut mieux ne prendre que des gâteaux secs.

Et, en somme, je suis opposé à cet ensemble de suppléments (desserts, entremets, pâtisseries, fromages, etc.), qui sont la terminaison habituelle de nos repas. L'homme, soi-disant l'animal raisonnable, n'en donne pas la preuve par son genre habituel d'alimentation ; le dessert est absolument inutile, c'est une satisfaction donnée à la gourmandise, en même temps qu'il constitue une surcharge et par conséquent un surcroît de travail pour l'estomac et le tube digestif en général. Les entremets, le dessert en général, devraient être bannis de nos habitudes ; je ne ferai qu'une exception pour les fruits et les compotes, qui, outre les avantages d'alcalinisation qu'on leur reconnaît, possèdent encore une action laxative toujours utile et profitable pour les malades.

En ce qui concerne les boissons, il faut être très réservé. L'eau est évidemment la meilleure d'entre elles, et si le vin doit être autorisé, il ne faut recommander que des petits vins légers pris dans la proportion d'un tiers de verre pour deux tiers d'eau et particulièrement le vin blanc. La bière légère et le thé léger sont autorisés en tant que diurétiques, mais à petites doses. Lecorché défend le cidre ainsi que Dyce Duk-

Worth ; je crois qu'il peut être permis, mais dans les mêmes conditions et proportions que le vin.

Il faut supprimer toutes les liqueurs, tous les alcools, les vins généreux, sans aucune distinction, non pas que je considère que tous les goutteux soient gros buveurs comme gros mangeurs (on peut être très sobre et être goutteux) ; mais, comme l'on connaît toujours incomplètement les tendances des malades pour les boissons généreuses, il vaut mieux les interdire formellement plutôt que de courir le risque de favoriser ces tendances par la plus légère des permissions ou par des distinctions par trop subtiles sur des choses en somme plutôt nuisibles pour eux. Le bourgogne, dit Scudamore, renferme la goutte dans chaque verre. On sait aussi que le moindre excès de table provoque presque toujours la réapparition d'un accès chez les goutteux.

Je termine cette question par l'exemple si souvent rapporté de Marchal (de Calvi) ; il s'agissait d'un malade graveleux, chez lequel un seul petit verre de rhum suffisait à ramener un accès de goutte.

Le café doit être défendu. Le lait est largement permis.

Les régimes ou plutôt les menus qui vont suivre sont généralement inférieurs à la quantité de 2.200 calories admises par A. Gautier ; j'ai expliqué plus haut quelle était la raison principale (obésité) qui m'avait fait admettre un chiffre plus bas. D'ailleurs, si l'on consulte les relations du siège de Paris (1870-71), on verra que les soldats mal couverts, exposés à toutes les fatigues de la guerre, ne consommaient par jour que 82 gr. 8 d'albuminoïdes, 32 gr. de graisses et 457 gr. d'hydrates de carbone, et ils se sont relativement bien portés ; il n'y a donc aucun danger pour les malades.

Il sera toujours facile, à l'aide des tables annexées à ce travail, d'augmenter la ration, si le médecin le juge nécessaire au cas où un malade aurait été par trop affaibli par un accès de goutte prolongé.

Enfin, j'ai pris en général pour ces menus les choses les plus communes et à la portée de tout le monde : on pourra aussi les varier à souhait en cherchant dans les tableaux les aliments permis, à la condition que la quantité d'aliments en poids fournisse toujours la même proportion d'albuminoïdes, graisses, etc., qui était précédemment indiquée pour permettre au régime de conserver une teneur identique en calories. Ils sont ordonnés suivant une progression décroissante.

VIANDES

Permises

Bœuf bouilli avec légumes.
Pot-au-feu.
Bœuf bouilli sur le gril.
Bifteck grillé avec sel.
Bœuf à la mode.
Aloyau braisé.
Bœuf à l'allemande.
Bœuf étuvé à l'anglaise.
Filet de bœuf grillé.
Rosbif à la broche.
Côte de bœuf grillée à la chicorée, à la laitue.
Langue de bœuf braisée.
Rognons de bœuf sautés, mais peu épicés.
Veau bouilli.
Veau rôti.
Escalopes de veau grillées.
Blanquette de veau.

Côtelettes de veau grillées ou sautées et avec ou sans garnitures.
Côtelettes de mouton grillées ou panées.
Rognons en général.
Côtelettes de mouton sautées.
Gigot de mouton rôti.
Emincés à l'anglaise.
Selle de mouton rôtie ou braisée (sans épices).
Gigot à l'anglaise (carottes, navets, sans câpres).
Poitrine de mouton en ragoût, en carbonade, jardinière.
Blanquette d'agneau.
Epigrammes d'agneau.
Poitrine et épaule d'agneau avec garniture légumes permis.

Côtelettes d'agneau sautées ou panées.
Poule au riz.
Poule en fricassée.
Poule en blanquette.
Chaufroid de volaille (sans truffes).
Poule rôtie.
Abatis de dindon.
Poulet rôti.
Poulet jardinière.
Fricassée de poulet au riz.
Pigeon aux petits pois.
Canard rôti.
Canard aux navets, petits pois.

Gélinotte (non faisandée).
Cailles rôties
Grives id.
Merles rôtis
Alouettes rôties
Mauviettes id.
Becfigues rôtis.
Lapin sauté.
Lapin en gibelotte.
Œufs coque ou frits.
Omelette aux herbes.
Omelette aux pointes d'asperges.
Omelette soufflée.

Rarement autorisées

Bœuf bouilli à la poulette.
Bœuf en miroton.
Bœuf à la bourgeoise.
Filet de bœuf sauté.
Gras-double frit.
Côte de bœuf grillée aux épinards.
Veau à la bourgeoise.
Noix de veau.
Tendrons de veau à la poulette.
Pieds de veau poulette ou blanquette (très rarement).
Tête de veau blanquette (très rarement).
Agneau rôti.
Selle d'agneau à la broche.

Emincé aux oignons (très rarement).
Pieds de cochon (très rarement).
Saucisses.
Boudin.
Crépinettes.
Côtelettes de porc (très rarement).
Emincé de volailles aux champignons.
Galantine de volailles.
Poulet sauté (moins ail et échalote).
Dindonneau rôti.
Pigeon rôti.

Caneton rôti.

Canard aux olives.

Oie rôtie.

Pintade rôtie.

Faisan rôti (non faisandé).

Canard sauvage rôti.

Omelette au lard (très rarement).

Perdreaux rôtis (très rarement et frais).

Bécasses rôties et bécassines (non faisandées).

Pluviers, vanneaux rôtis.

Ortolans.

Quartier de chevreuil à la broche (très rarement).

Lièvre en civet (très rarement).

Lapereau en blanquette.

Ecureuil.

Chevreau rôti.

Lapin de garenne.

Œufs durs.

Petits pâtés.

Défendues

Viandes marinées.

Bœuf sauce moutarde ou aux cornichons.

Bœuf à la persillade.

Salade de bœuf.

Bifteck au beurre d'anchois.

Tripes à la mode de Caen.

Boulettes de bœuf.

Filet de bœuf sauté au madère, aux truffes, aux champignons, beurre d'écrevisses, anchois, etc.

Côte de bœuf grillée aux épinards, à l'oseille (gravelle oxalique).

Poitrine ou épaule de veau farcie.

Noix de veau à l'oseille.

Ris de veau.

Cervelles.

Côtelettes de veau aux fines herbes, à la milanaise (tomates), à l'italienne.

Tête de veau à la vinaigrette.

Foie de veau ou de bœuf.

Pieds de veau marinade et sauce piquante.

Oreilles de veau.

Hachis de mouton.

Côtelettes de mouton à la Soubise.

Agneau sauce remoulade.

Jambon fumé ou non.

Foie de cochon.

Fromage de cochon, d'Italie.

Pieds de cochon truffés.

Cervelas fumés.

Hachis.

Coquilles de volailles aux truffes.

Marinade de volailles.
Salade de volailles.
Poulet à la Diable, à la Marengo.
Poulet au Kari, à la Tartare, à l'estragon, au beurre d'écrevisses.
Dinde truffée.
Dindonneau farci.
Galantine de dinde.
Salmis de pigeons.
Oie farcie, en daube.
Gibier faisandé ou mariné.
Perdreaux faisandés.
Perdrix aux choux.
Perdreaux en mayonnaise.

Chartreuse de perdreaux.
Perdreaux à la Périgord.
Salmis de perdreaux.
Salmis de bécasses, de canards.
Aspic de foie gras.
Sanglier.
Cerf.
Terrines.
Timbales.
Pâtés de gibier.
Pâtés de viande marinée.
Foie gras.
OEufs sauce tomate, aux truffes, au jambon, au thon, farcis.

POISSONS, COQUILLAGES CRUSTACÉS, MOLLUSQUES, etc.

Permis

Sole.
Limande.
Merlan.
Brochet.
Perche
Tanche.
Vive.
Truite.
Carpe.
Goujon.

Frits ou sauce blanche sans câpres.

Grenouilles frites ou au blanc.
Turbot en vol-au-vent.
Filets de sole à l'Allemande.
Barbue grillée.
Carpe sauce blanche.
Fritures.
Sardines frites.

Rarement autorisés

Sole au vin blanc (très rarement).
Merlan au gratin.
Perche.
Truite.
Carpe.
Brochet.
Tanche.
Vive.
Huitres.

Sauce matelote (très rarement).

Morue salée ou séchée (très rarement).
Bucarde.
Sole à la Provençale, aux champignons.
Eperlan frit.
Bar bouilli, sauce crème.
Moules cuites.
Quenelles de poissons.
Raie au beurre noir.

Défendus

Anguille.
Saumon.
Alose.
Brochet mayonnaise.
Maquereau.
Raie câpres.
Hareng salé et fumé.
Sardines à l'huile.
Saumon salé et fumé.
Escargots.
Ecrevisses.

Crevettes.
Langouste.
Homard.
Crabe.
Rouget.
Lamproie.
Lotte.
Plie.
Carrelet.
Esturgeon.
Poisson au court bouillon.

POTAGES, PATES

Permis

Bouillon aux légumes.
Pot-au-feu.
Potage à la crème.

Potage au riz.
Potage à la semoule grillée.
Potage à la courge au lait.

Potage maigre aux herbes (sans oseille).
Soupe aux poireaux.
Potage printanier.
Potage Crécy.
Potage aux haricots.   Peu.
Potage aux pois cassés.   »
Potage à la Reine (très rarement).
Potage Bretonne.
Potage Julienne au gras ou au maigre.
Potage à la D'Artois.

Potage au lait.
Potage aux pâtes (rarement),
Croûte au pot.
Macaronis.   Très peu.
Nouilles.   »
Vermicelle.   »
Tapioca.   »
Sagou.   »
Salep.   »
Arrow-root.   »
Farines de légumes.   »
Panades (très rarement).

Défendus

Pâtes à frire.
Potage Condé.
   « Dustan,
   « Chantilly.
   « aux petits oignons blancs.
   « à l'oseille.

Potage au riz à la Turque (safran, piment, etc.).
   «   aux féculents.
Bouillabaisse.
Soupe aux poissons.
Potage à la Lucullus.

LÉGUMES & CONDIMENTS

Permis

Macédoine de légumes.
Betteraves.
Asperges à la sauce blanche (modérément).
Petits pois à la Française.
Céleri cuit, frit, au jus ou sauce blanche.

Poireaux.
Légumes desséchés et juliennes.
Riz.
Artichauts cuits, sauce blanche ou sauce beurre.
Topinambours.

Choux-fleurs au beurre, frits, à la crème ou beignets (peu).

Pommes de terre purée, maître d'hôtel, frites, à la crème, sauce blanche, sautées, beurre, etc.

Navets purée ou au beurre.

Rave.

Salsifis frits ou au beurre, sauce crème.

Cardons.

Carottes au gras, au jus, à la crème, à la Bourgeoise, à la Vichy.

Laitues cuites.

Chicorée cuite, au gras, à la crème, au jus.

Mâche, pissenlits cuits.

Purée de légumes.

Bette cuite.

Potiron.

Courge.

Epinards au jus (modérément).

Doucette.

Haricots verts longs.

Rarement autorisés

Olives.

Oignon cuit.

Lentilles.

Haricots secs.

Pois cassés.

Haricots rouges.

Fèves à la crème.

Champignons.

Chou vert.

Chou rouge.
  «   frisé.
  «   pommé.
  «   de Bruxelles.

Choucroute.

Barbe de capucin.

Melon (très rarement).

Pastèque (très rarement).

Haricots blancs.

Défendus

Asperges vinaigrette.

Betteraves vinaigrette.

Chou-fleur vinaigrette.

Epinards (gravelle oxalique).

Oseille.

Rhubarbe.

Pois mange-tout.

Haricots verts en cosse.

Artichauts crus ou sauce poivrade.

Ail.

Cresson.

Tomate.

Aubergine.

Piments.	Laitues farcies.
Concombre.	Pommes de terre en salade, aux oignons, aux tomates.
Cornichons.	
Câpres.	Radis.
Pois au lard.	Raifort.
Artichauts barigoule, lyonnaise.	Échalotes.
	Truffes.

SAUCES

Permises

Sauce veloutée (rarement).	Sauce hollandaise (rarement).
« Béchamel (rarement).	« blonde (rarement).
« poulette.	« matelote (rarement).
« blanche.	

Défendues

Sauce crevettes.	Sauce madère.
« tomates.	« bise.
« remoulade.	« brune.
« mayonnaise.	« Robert.
« chasseur.	« Genevoise.
« aux échalotes.	« à la Victoria.
« piquante.	« hachée.
« ravigote.	« au beurre d'anchois.
« béarnaise.	« aux homards.
« italienne.	« Kari.
« verte froide et chaude.	« maître d'hôtel.
« tartare.	Court bouillon.

FRUITS

Permis

Cerises.	Compote de coings.
Raisins.	Nèfles.
Prunes.	Fraises.
Oranges.	Framboises.
Pommes.	Figues vertes ou sèches.
Poires.	Poires et pommes sèches.
Pêches.	Pruneaux.
Mirabelles.	Bananes.
Abricots.	Dattes.
Brugnons.	Noix.

Défendus

Citrons.	Cassis.
Coings verts.	Cacao.
Groseilles rouges ou blanches.	Fruits confits.
Grenades.	

DESSERTS, PATISSERIES & FROMAGES

Permis

Gruyère.	Vevey.
Parmesan.	Biscuits.
Brie.	Brioches.
Gérardmer.	Croquettes.
Normandie.	Gaufrettes.
Fromage blanc non épicé.	Beignets soufflés.

Macarons.
Gâteaux de riz, de pommes.
Charlotte de pommes.
Pruneaux cuits.
Marmelades.
Soufflés au riz, à la fécule de pommes de terre.

Nougats.
Gelées de fruits (rarement).
Croquettes de pommes.
Tartes aux fruits nouveaux.
Biscuits anglais.
Gâteaux secs.

Défendus

Hollande.
Roquefort.
Munster.
Cantal.
Fromages trop fermentés ou trop gras.
Crème au chocolat, à la vanille.

Choux à la crème.
Confitures.
Madeleines.
Pâtisseries au rhum, kirsch, etc.
Ananas au rhum.
Poudings.
Glaces.

BOISSONS

Permises

Eau potable.
Eaux alcalines (Vittel).
Vin blanc très léger.
Vin rouge (rarement).
Bière légère (peu).
Thé léger.
Lait.

Crème fraîche.
Tisanes rafraîchissantes.
Décoctions.
Infusion de tilleul, houblon, camomille, feuilles de frêne, chiendent, queue de cerises, etc.

Défendues

Vins acides.

Vins généreux.

Bourgogne.

Bordeaux.

Pommard.

Volnay, etc., etc.

Vins mousseux.

Champagnes.

Cidre.

Toutes les liqueurs.

Tous les alcools.

Bières fortes.

Bières allemandes.

Café.

Menus des Goutteux
et des Graveleux

1er JOUR

	Poids en grammes	Albumi-noïdes	Graisses	Hydrates de carbone	Sels	Eau
Petit Déjeuner						
Café au lait (lait)	200	7.32	7.24	8.96	1.36	174.44
Déjeuner						
Pain des deux déjeuners	200	14.»	1.70	104.»	1.60	76.»
Carpe frite	135	15.71	4.77	»	0.54	78.90
Poule au riz	50	9.86	0.71	0.63	0.68	38.»
Riz	100	6.73	0 88	78.99	0.82	12.58
Pommes	50	0.48	»	3.61	»	42.39
Vin blanc	200	»	»	26.»	»	174.»
Eau	500	»	»	»	0.10	499.90
Beurre (50 gr. dont 1 4 absorbé)	12.5	0.12	10.37	»	0.02	2.5
Sel	5	»	»	»	5.»	»
Dîner						
Pain	100	7.»	0.85	52.»	0.80	38.»
Purée de pommes	200	2.6	0.30	40.»	2.»	152.»
Rognons de mouton sautés au beurre	70	11.55	2.31	0.14	0.91	55.02
Pruneaux	50	1.42	»	22.44	»	14.64
Vin blanc	200	»	»	26.»	»	174.»
Eau	500	»	»	»	0.10	499.90
Beurre (50 gr. dont 1 3 absorbé)	16	0.13	13.83	»	0.03	3.»
Sel	5	»	»	»	5.»	»
		76.32	42.96	362.77	18.96	2035.27
		Cal. 280.85	Cal. 371.60	Cal. 1407.54		

Les quantités de beurre sont celles employées à la préparation et à la cuisson des différents aliments à chaque repas.

2059 cal. 99

2ᵉ JOUR

Petit Déjeuner

Déjeuner

Diner

	Poids en grammes	Albumi- noïdes	Graisses	Hydrates de carbone	Sels	Eau
Petit Déjeuner						
Café au lait (lait)	200	7.32	7.24	8.96	1.36	174.44
Déjeuner						
Pain des deux déjeuners	200	14.»	1.70	104.»	1.60	76.»
Pot-au-feu	300	2.8	0.2	0.03	0.7	270.»
Bœuf bouilli	50	17.5	1.05	»	0.4	28.4
Macédoine de légumes	200	3.18	0.32	18.90	1.26	114.92
Biscuits à la cuillère	30	2.9	1.09	20.5	0.33	4.2
Vin blanc	200	»	»	26.»	»	175.»
Eau	500	»	»	»	0.10	499.90
Beurre (25 gr. dont 1/2 absorbé)	12.5	0.12	10.37	»	0.02	2.5
Sel	5	»	»	»	5	»
Diner						
Pain	100	7.»	0.85	52.»	0.80	38.»
Panade	300	1.80	3.57	13.14	0.33	281.16
Deux œufs coque	60	13.75	13.32	0.58	1.23	81.03
Artichauts cuits	200	7.44	0.72	28.60	1.53	161.70
Pruneaux	30	1.12	»	22.44	»	14.64
Vin blanc	200	»	»	26.»	»	175.»
Eau	500	»	»	»	0.10	499.90
Beurre (25 gr. dont 10 gr. absorbés)	10	0.08	8.30	»	0.01	1.50
Sel	5	»	»	»	5	»
		79.01	48.43	321.15	19.77	2498.29
		Cal. 290.75	Cal. 418.91	Cal. 1246.06		

1955 cal. 72

Artichaut pesé frais et non cuit.

3e JOUR

	Poids en grammes	Albumi- noïdes	Graisses	Hydrates de carbone	Sels	Eau
Petit Déjeuner						
Café au lait (lait)	200	7.32	7.24	8.96	1.36	174.44
Déjeuner						
Pain des deux déjeuners	200	14.»	1.70	104.»	1.60	76.»
Sole frite	50	8.63	0.40	»	0.43	39.60
Purée de pommes	200	5.72	3.92	44.48	2.68	239.22
Filet de bœuf grillé	75	13.44	11.64	»	0.19	48.71
Biscuits à la cuillère	30	2.9	1.09	20.5	0.33	4.2
Vin blanc	200	»	»	26.»	»	174.»
Eau	500	»	»	»	0.10	499.90
Beurre (25 gr. dont 1/2 absorbé)	12.5	0.12	10.37	»	0.02	2.5
Sel	5	»	»	»	5	»
Dîner						
Pain	100	7.»	0.85	52.»	0.80	38.»
Potage maigre	200	0.03	2.96	»	0.71	196.30
Veau rôti	75	14.88	0.60	»	0.37	19.71
Carottes au jus	200	2.46	0.60	18.34	2.04	173.58
Raisins	50	0.3	»	9.»	»	40.»
Vin blanc	200	»	»	26.»	»	174.»
Eau	500	»	»	»	0.10	499.90
Beurre (50 gr. dont 1/4 absorbé)	12.5	0.12	10.37	»	0.02	2.5
Sel	5	»	»	»	5	»
		76.92	51.74	309.28	20.75	2402.56
		Cal. 283.06	Cal. 447.55	Cal. 1200.»		

1930 cal. 61

4e JOUR

	Poids en grammes	Albuminoïdes	Graisses	Hydrates de carbone	Sels	Eau
Petit Déjeuner						
Lait chaud	200	7.32	7.24	8 96	1.36	174.44
Déjeuner						
Pain des deux déjeuners	200	14.»	1.70	104 »	1.60	76.»
Limaude frite	75	14 01	1.44	»	0.75	58.74
Chou-fleur au jus	150	3.72	0.51	6.82	1.24	136.33
Poulet rôti	100	19.72	1.42	1.27	1.37	76.22
Poires	100	0.36	»	8.26	»	83.8
Vin blanc	200	»	»	26.»	»	174.»
Eau	500	»	»	»	0.10	499.90
Beurre (50 gr. dont 20 gr. absorbés)	20	0.16	16.62	»	0.02	2.»
Sel	5	»	»	»	5.»	»
Dîner						
Pain	100	7.»	0.85	52.»	0.80	38.»
Potage au riz	200	0.70	2.67	7.89	0.12	201.»
Navets au jus	100	1.54	0.21	8.32	0.91	87 8
Blanquette de veau	50	S - 1.11 V - 9.44	S - 12.44 V - 3.70	S - 3.19 V - 0.03	S - 0.25 V - 0.66	S - 45.34 V - 36.45
Figues	60	2.40	»	29.82	1.58	18.72
Vin blanc	200	»	»	26.»	»	174.»
Eau	500	»	»	»	0.10	499.90
Beurre (50 gr. dont 10 gr. absorbés)	10	0.08	8.30	»	0.01	1.50
Sel	5	»	»	»	5.»	»
		81.56	57.10	282.56	20.87	2383.84
		Cal. 300.14	Cal. 493.91	Cal. 1096.33		

1890 cal. 38

S. - Sauce,
V. - Viande de veau (nette d'os partout).

5e JOUR

	Poids en grammes	Albuminoïdes	Graisses	Hydrates de carbone	Sels	Eau
Petit Déjeuner						
Café au lait (lait)	200	7.32	7.24	8.96	1.36	174.44
Déjeuner						
Pain des deux déjeuners	200	14.»	1.70	104.»	1.60	76.»
Pot-au-feu	300	2.8	0.2	0.03	0.7	270.»
Bœuf bouilli	50	17.50	1.05	»	0.4	28.4
Purée de pois cassés	100	5.37	2.10	14.66	0.81	104.5
Brioches	25	2.70	5.71	11.24	0.33	5.27
Vin blanc	200	»	»	26.»	»	174.»
Eau	500	»	»	»	0.10	499.90
Beurre (25 gr. dont 1/2 absorbé)	12.5	0.12	10.37	»	0.02	2.5
Sel	5	»	»	»	5	»
Dîner						
Pain	100	7.»	0.85	52.»	0.80	38.»
Potage tapioca	200	2.9	0.2	8.03	0.7	188.17
Laitue cuite	250	3.65	0.32	3.95	1.95	235.32
Pieds de veau blanquette	50	V – 9.44 / S – 0.55	V – 3.70 / S – 6.22	V – 0.03 / S – 1.59	V – 0.66 / S – 0.12	V – 36.45 / S – 22.67
Figues	60	2.40	»	29.82	1.58	18.72
Vin blanc	200	»	»	26.»	»	174.»
Eau	500	»	»	»	0.10	499.90
Beurre (50 gr. dont 1/4 absorbé)	12.5	0.12	10.37	»	0.02	2.5
Sel	5	»	»	»	5	»
		75.87	50.03	286.31	21.25	2550.44
		Cal. 279.20	Cal. 432.75	Cal. 1110 88		

1822 cal. 83

6e JOUR

Petit Déjeuner

Déjeuner

Dîner

	Poids en grammes	Albuminoïdes	Graisses	Hydrates de carbone	Sels	Eau
Petit Déjeuner						
Lait	200	7.32	7.24	8.96	1.36	174.44
Déjeuner						
Pain des deux déjeuners	200	14.»	1.70	104.»	1.60	76.»
Côte de bœuf grillée	100	20.71	1.74	»	1.18	76.37
Purée de pommes (avec lait)	200	5.72	3.92	44.48	2.68	239.22
Biscuits secs	20	1.44	0.52	16.04	0.02	1.84
Vin blanc	200	»	»	26.»	»	174.»
Eau	500	»	»	»	0.10	499.90
Beurre (25 gr. dont 1 2 absorbé)	12.5	0.12	10 37	»	0.02	2.5
Sel	5	»	»	»	5	»
Dîner						
Pain	100	7.»	0.85	52.»	0.80	38.»
Escalope de veau	100	19.86	0.82	»	0.50	78.84
Carottes au jus	250	3.07	0.75	22.92	5.22	217.»
Pommes fraîches	50	0.18	»	3.61	»	42.39
Vin blanc	200	»	»	26.»	»	174.»
Eau	500	»	»	»	0.10	499.90
Beurre (25 gr. dont 1 2 absorbé)	12.5	0.12	10.37	»	0.02	2.5
Sel	5	»	»	»	5	»
		79.54	38.28	304.01	23.60	2296.90
		Cal. 292.70	Cal. 331.12	Cal. 1179.55		

1803 cal. 37

7ᵉ JOUR

	Poids en grammes	Albumi-noïdes	Graisses	Hydrates de carbone	Sels	Eau
Petit Déjeuner						
Lait	200	7.32	7.24	8.96	1.36	174.44
Déjeuner						
Pain des deux repas	200	14.»	1.70	104.»	1.60	76.»
Potage printanier	250	1.41	6.21	7.10	0.72	234.56
Canard aux navets	100	23.80	3.69	1.69	0.93	69.89
Navets	200	3.08	0.42	16.64	1.82	175.6
Pommes	50	0.18	»	3.61	»	42.39
Vin blanc	200	»	»	26.»	»	174.»
Eau	500	»	»	»	0.10	499.90
Beurre (25 gr. dont 1/2 absorbé)	12.5	0.12	10.37	»	0.02	2.5
Sel	5	»	»	»	5	»
Diner						
Pain	100	7.»	0.85	52.»	0.80	38.»
Carottes au jus	200	2.46	0.60	18.34	2.04	173.58
Côtelettes d'agneau	100	12.81	4.32	»	0.99	56.97
Pruneaux	50	1.12	»	22.44	»	14.64
Vin blanc	200	»	»	26.»	»	174.»
Eau	500	»	»	»	0.10	499.90
Beurre (25 gr. dont 1/2 absorbé)	12.5	0.12	10.37	»	0.02	2.5
Sel	5	»	»	»	5	»
		73.42	45.77	286.78	20.50	2408.87
		Cal. 270.48	Cal. 391.33	Cal. 1119.70		

1781 cal. 21

8e JOUR

Petit Déjeuner

Déjeuner

Diner

	Poids en grammes	Albumi-noïdes	Graisses	Hydrates de carbone	Sels	Eau
Petit Déjeuner						
Lait chaud	200	7.32	7.24	8.96	1.36	174.44
Déjeuner						
Pain des deux déjeuners	200	14.»	1.70	104.»	1.60	76.»
« Truite matelote	75	P - 13.14 S - 0 38	P - 0 54 S - 11 79	P - » S - 10 01	P - 0.60 S - 0.06	P - 60.36 S - 56.80
Pommes de terre frites	100	1.3	0.15	20.»	1.»	76.»
Lapin sauté	50	8.04	3.66	0.27	0.43	8.3
Poires	50	0.18	»	4.13	»	40.9
Vin blanc	200	»	»	26.»	»	174.»
Eau	500	»	»	»	0.10	499.90
Beurre (50 gr. dont 1/4 absorbé)	12.5	0.12	10.37	»	0.02	2.5
Sel	5	»	»	»	5	»
Diner						
Pain	100	7.»	0.85	52.»	0.80	38.»
Potage maigre	200	0.03	2.96	»	0.71	196.30
Veau rôti	50	9.93	0.41	»	0.25	39.42
Choux-fleurs au jus	150	3.72	0.51	6.82	1.24	136.33
Biscuits secs	20	1.44	0.52	16.04	0.02	1.84
Vin blanc	200	»	»	26.»	»	174.»
Eau	500	»	»	»	0.10	499.90
Beurre (25 gr. dont 1/2 absorbé)	12.5	0.12	10.37	»	0.02	3.»
Sel	5	»	»	»	5	»
		66.72	51.07	270.23	18.31	2257 99
		cal. 245.52	cal. 441.75	cal. 1048.49		

1735 cal. 76

9

9ᵉ JOUR

	Poids en grammes	Albumi-noïdes	Graisses	Hydrates de carbone	Sels	Eau
Petit Déjeuner						
Café au lait (lait)	200	7.32	7.24	8.96	1.36	174.44
Déjeuner						
Pain des deux déjeuners	200	14.»	1.70	104.»	1.60	76.»
Goujons frits	50	7.97	0.51	0.22	0.69	40.60
Carottes au jus	250	3.07	0.75	22.92	2.55	216.97
Côtelettes de veau rôties	75	14.16	5.55	0.03	0.99	54.21
Pruneaux	50	1.12	»	22.44	»	14.64
Vin blanc	200	»	»	26.»	»	174.»
Eau	500	»	»	»	0.10	499.90
Beurre (25 gr. dont 1/2 absorbé)	12.5	0.12	10.37	»	0.02	2.5
Sel	5	»	»	»	5	»
Dîner						
Pain	100	7.»	0.85	52.»	0.80	38.»
Potage tapioca	200	2.9	0.2	8.03	0.7	188.17
Bœuf bouilli	50	17.50	1.05	»	0.4	28.4
Chicorée cuite	250	3.65	0.32	3.95	1.95	235.32
Raisins	50	0.3	»	9.»	»	40.»
Vin blanc léger	200	»	»	26.»	»	174.»
Eau	500	»	»	»	0.10	499.90
Beurre (25 gr. dont 1/2 absorbé)	12.5	0.12	10.37	»	0.02	2.5
Sel	5	»	»	»	5	»
		79.23	38.91	283.55	21.28	2459.55
		cal. 291.56	cal. 336.57	cal. 1100.17		

1728 cal. 30

10e JOUR

Petit Déjeuner

Déjeuner

Dîner

	Poids en grammes	Albuminoïdes	Graisses	Hydrates de carbone	Sels	Eau
Petit Déjeuner						
Lait chaud	200	7.32	7.24	8.96	1.36	174.44
Déjeuner						
Pain des deux déjeuners	200	14.»	1.70	104.»	1.60	76.»
Bœuf à la mode	100	20.4	1.97	0.4	1.9	74.7
Carottes	200	2.46	0.60	₍18.34	2.04	173.58
Gruyère	20	5.89	5.95	0.29	0.98	6.87
Pêches	25	0.16	0.23	1.04	»	20.»
Vin blanc	200	»	»	26.»	»	174.»
Eau	500	»	»	»	0.10	499.90
Beurre et lard (60 g. dont 1/4 absorbé)	15	0.09	12.55	»	0.01	1.34
Sel	5	»	»	»	5	»
Dîner						
Pain	100	7.»	0.85	52.»	0.80	38.»
Potage aux pommes de terre	300	1.18	4.50	14.38	0.76	279.18
Rognons de mouton sautés au beurre	70	11.55	2.31	0.14	0.91	55.02
Laitue cuite	250	3 65	0.32	3.95	1.95	235.32
Pommes	50	0.18	»	3.61	»	42.39
Vin blanc	200	»	»	26.»	»	174.»
Eau	500	»	»	»	0.10	499.90
Beurre (50 gr. dont 15 gr. absorbés)	15	0 09	12.55	»	0.01	1.34
Sel	5	»	»	»	5	»
		73.97	50.77	239.11	22.52	2485.98
		cal. 272.20	cal 439.16	cal. 1005.34		

1716 cal. 70

11ᵉ JOUR

Petit Déjeuner

Déjeuner

Diner

	Poids en grammes	Albuminoïdes	Graisses	Hydrates de carbone	Sels	Eau
Petit Déjeuner						
Café au lait (lait)	200	7.32	7.24	8.96	1.36	174.44
Déjeuner						
Pain des deux déjeuners	200	14.»	1.70	104.»	1.60	76.»
Petite marmite (1) (Bouillon)	230	0.84	0.21	6.37	0.70	161.19
Bœuf bouilli	50	17.50	1.05	»	0.4	28.4
Petits pois verts à la française	100	4.47	0.24	15.67	0.72	78.8
Pruneaux	50	1.12	»	22.44	»	14.64
Vin blanc	200	»	»	26.»	»	174.»
Eau	500	»	»	»	0.10	499.90
Beurre (25 gr. dont 1/2 absorbé)	12.5	0.12	10.37	»	0.02	2.5
Sel	5	»	»	»	5	»
Diner						
Pain	100	7.»	0.85	52.»	0.80	38.»
Consommé	125	1.»	0.16	0.17	0.52	123.15
Deux œufs coque	60	13.75	13.32	0.58	1.23	81.03
Côtelettes de mouton grillées	50	6.22	4.78	0.17	0.36	21.»
Gruyère	20	5.89	5.95	0.29	0.98	6.87
Vin blanc	200	»	»	26.»	»	174.»
Eau	500	»	»	»	0.10	499.90
Beurre	»	»	»	»	»	»
Sel	5	»	»	»	5	»
		79.23	45.87	262.65	18.89	2153.82
		cal. 291.56	cal. 396.77	cal. 1019.08		

1707 cal. 41

(1) Composition : eau, 230 gr. ; légumes, 70 gr. ; bœuf, 100 gr.
Petite marmite : bouillon, 190 gr. ; légumes, 60 gr. 69.

12ᵉ JOUR

	Poids en grammes	Albuminoïdes	Graisses	Hydrates de carbone	Sels	Eau
Petit Déjeuner						
Café au lait (lait)	200	7.32	7.24	8.96	1.36	174.44
Déjeuner						
Pain des deux déjeuners	200	14.»	1.70	104.»	1.60	76.»
Chicorée cuite	250	3.65	0.32	3.95	1.95	235.32
Bifteck grillé (culotte)	100	20.4	1.97	0.4	1.9	74.7
Fromage Brie	25	4.74	6.46	0.20	1.13	12.44
Vin blanc	200	»	»	26.»	»	174.»
Eau	500	»	»	»	0.10	499.90
Beurre (25 gr. dont 1 2 absorbé)	12.5	0.12	10.37	»	0.02	2.5
Sel	5	»	»	»	5	»
Diner						
Pain	100	7.»	0.85	52.»	0.80	38.»
Choux de Bruxelles	125	4.75	0.72	14.26	1.76	103.50
Côtelettes de mouton panées	50	6.22	4.78	0.17	0.36	21.»
Biscuits à la cuillère	30	2.9	1.09	20.5	0.33	4.2
Vin blanc	200	»	»	26.»	»	174.»
Eau	500	»	»	»	0.10	499.90
Beurre et graisses (50 dont 1/3 absorbé)	16	0.13	13.83	»	0.03	3.»
Sel	5	»	»	»	5	»
		71.23	49.33	256.44	21.44	2092.90
		cal. 262.12	cal. 426.70	cal. 994.98		

1683 cal. 80

13e JOUR

Petit Déjeuner

Déjeuner

Dîner

	Poids en grammes	Albumi-noïdes	Graisses	Hydrates de carbone	Sels	Eau
Petit Déjeuner						
Lait chaud	200	7.32	7.24	8.96	1.36	174.44
Déjeuner						
Pain des deux déjeuners	200	14.»	1.70	104.»	1.60	76.»
Asperges sauce blanche	50	A - 0.89 S - 0.55	A - 0.12 S - 6.22	A - 1.31 S - 1.59	A - 0.27 S - 0.12	A - 46.87 S - 22.67
Poulet rôti	100	19.72	1.42	1.27	1.37	76.22
Gruyère	20	5.89	5.95	0.29	0.98	6.87
Vin blanc	200	»	»	26.»	»	174.»
Eau	500	»	»	»	0.10	499.90
Beurre (25 gr. dont 1 2 absorbé)	12.5	0.12	10.37	»	0.02	2.5
Sel	5	»	»	»	5	»
Dîner						
Pain	100	7.»	0.85	52.»	0.80	38.»
Potage au lait	200	3.66	3.62	4.48	0.68	187.56
Pommes de terre sautées	100	1.3	0.15	20.»	1.»	76.»
Poulet froid	75	14.79	1.05	0.93	1.02	57.15
Pommes	50	0.18	»	3.61	»	42.39
Vin blanc	200	»	»	26.»	»	174.»
Eau	500	»	»	»	0.10	499.90
Beurre (50 gr. dont 1 4 absorbé)	12.5	0.12	10.37	»	0.02	2.5
Sel	5	»	»	»	5.»	»
		75.54	49.06	250.44	19.44	2156.97
		cal. 277.98	cal. 424.36	cal 971.70		

1674 cal. 04

14ᵉ JOUR

Petit Déjeuner

	Poids en grammes	Albumi-noïdes	Graisses	Hydrates de carbone	Sels	Eau
Café au lait (lait)	200	7.32	7.24	8.96	1.36	174.44

Déjeuner

Pain des deux déjeuners	200	14.»	1.70	104.»	1.60	76.»
Laitue cuite	250	3.65	0.32	3.95	1.95	235.32
Lapin sauté	100	16.88	7.32	0.54	0.87	16.7
Gruyère	20	5.89	5.95	0.29	0.98	6.87
Vin blanc	200	»	»	26.»	»	174.»
Eau	500	»	»	»	0.10	499.90
Beurre (50 gr. dont 1/4 absorbé)	12.5	0.12	10.37	»	0.02	2.5
Sel	5	»	»	»	5	»

Dîner

Pain	100	7.»	0.85	52.»	0.80	38.»
Potage au lait	200	3.66	3.62	4.48	0.68	187.56
Pommes de terre frites	100	1.3	0.15	20.»	1.»	76.»
Côtelettes de mouton grillées	50	6.22	4.78	0.17	0.36	21.»
Poires	50	0.18	»	4.13	»	40.9
Vin blanc	200	»	»	26.»	»	174.»
Eau	500	»	»	»	0.10	499.90
Beurre (25 gr. dont 1/2 absorbé)	12.5	0.12	10.37	»	0.02	2.5
Sel	5	»	»	»	5	»
		66.34	52.67	250.52	19.84	2225.59
		cal. 244.13	cal. 455.59	cal. 972.01		

1671 cal. 73

15e JOUR

Petit Déjeuner

Déjeuner

Diner

	Poids en grammes	Albuminoïdes	Graisses	Hydrates de carbone	Sels	Eau
Petit Déjeuner						
Lait chaud	200	7.32	7.24	8.96	1.36	174.44
Déjeuner						
Pain des deux déjeuners	200	14.»	1.70	104.»	1.60	76.»
Brochet frit	100	9.17	0.33	»	0.54	39.75
Céleri au jus	200	4.52	1.12	7.85	4.18	171.14
Gigot de mouton rôti	100	17.11	5.77	»	1.33	75.99
Pommes	50	0.18	»	3.61	»	42.39
Vin blanc	200	»	»	26.»	»	174.»
Eau	500	»	»	»	0.10	499.90
Beurre (25 gr. dont 1/2 absorbé)	12.5	0.12	10.37	»	0.02	2.5
Sel	5	»	»	»	5	»
Diner						
Pain	100	7.»	0.85	52.»	0.80	38.»
Potage maigre aux herbes	200	0.03	2.96	»	0.71	196.30
Choux-fleurs à l'huile	150	3.72	0.51	6.82	1.24	136.33
Bifteck saignant	50	10.2	0.98	0.2	0.95	37.35
Biscuits secs	20	1.44	0.52	16.04	0.02	1.84
Vin blanc	200	»	»	26.»	»	174.»
Eau	500	»	»	»	0.10	499.90
Beurre (50 gr. dont 1/4 absorbé)	12.5	0.12	10.37	»	0.02	2.5
Sel	5	»	»	»	5	»
		74.93	42.72	251.48	22.97	2342.33
		cal. 275.74	cal. 369.52	cal. 975.74		

1621 cal. »

VII

Régime des Hépatiques
et de la Lithiase biliaire

En établissant ces régimes, j'ai laissé de côté les affections graves du foie, telles que les cirrhoses, cancer, les gros foies de la maladie de Reichmann, qui exigent des régimes particuliers, quelquefois tellement restreints qu'ils se bornent au régime lacté exclusif. Les prescriptions qui suivent ne s'appliquent qu'à la lithiase biliaire et aux désordres hépatiques provenant des maladies de l'estomac et de l'intestin, en somme aux cas spéciaux où le foie est momentanément ralenti dans ses fonctions, où son activité fonctionnelle est diminuée.

La première indication est donc de restreindre le travail du foie et par conséquent de lui fournir le moins de graisses possible, parce qu'elles ont une action nuisible sur la cellule hépatique, peu de sucres et surtout très peu d'albuminoïdes de source animale, en raison de leur action excitante sur le foie.

Dans ces conditions, il faudra éviter les viandes trop jeunes et particulièrement le veau, les viandes faisandées, marinées, les poissons gras et les conserves ; chercher dans le régime végétal et le lait les albumines nécessaires à la nutrition, n'en prenant que très peu à la viande. Celle-ci doit être de préférence rôtie.

Il faudra faire un usage très modéré de farineux et de légumes secs dont les matières amylacées se transforment en substances grasses. Pas d'alcool et très peu de vin. Pas de chocolat ni de café. Très peu de pain et beaucoup plus de pommes de terre, qui alcalinisent le sang. Pas d'épices. Il faut recommander les légumes frais, les tubercules, les racines, les salades, les choux-fleurs, voire même les tomates (A. Gautier) ; je ne reviendrai pas sur cette question des tomates, que j'ai traitée dans le chapitre précédent ; elles doivent être interdites.

J'en dirai autant des œufs, que A. Gautier autorise (1). il prétend qu'on a tort de les défendre parce qu'ils contiennent un peu de cholestérine. Je conseille l'abstention totale et complète des œufs dans la lithiase biliaire, appuyée par de nombreux faits cliniques. J'ai remarqué maintes fois que des lithiasiques chez qui on avait conservé et même exagéré l'usage des œufs voyaient leur souffrance s'amender, et cela sans aucun autre traitement, dès qu'on supprimait les œufs. Ceci pourrait s'expliquer par l'excès de matières grasses ou par l'influence excitante des matières protéiques du blanc, qui toutes deux ont, dans ces affections, une répercussion fâcheuse sur la cellule hépatique. Et en effet, c'est dans leur composition seule (riche en albumines et en graisses) qu'il faut chercher l'explication du fait clinique si fréquent ; leur constitution impose à un organe fatigué un surcroît de travail qu'il ne peut accomplir, d'où les réactions douloureuses et la congestion assez fréquente de l'organe qui les accompagnent. La présence de la cho-

______

(1) A. Gautier. — L'alimentation et les régimes.

lestérine complète l'ensemble des raisons qui interdisent leur emploi.

Car, en admettant même, avec A. Gautier, que la cholestérine, qui peut se développer dans la vésicule biliaire, n'ait pas une origine animale (œufs) ou végétale, les cholestérines spéciales des aliments restant entièrement insolubles et inassimilées dans le tube digestif, qu'elle provienne de la lécithine avec laquelle elle est généralement associée, des substances grasses ou d'une oxydation incomplète des albuminoïdes, suivant Mialhe, de la désassimilation des tissus, des globules sanguins ou de la substance nerveuse, l'emploi des œufs doit être interdit, car ils contiendraient, d'après Parke, 1,750 0/0 de cholestérine.

On peut permettre les petits pois et les haricots verts, modérément, car ils ne contiennent qu'une quantité minime de cholestérine ; les poissons maigres (sole, merlan, bar, turbot, aiglefin, etc.) et les poissons d'eau douce.

Il faut s'abstenir de pâtes à frire et des sauces dans lesquelles il entre des œufs.

Les champignons, la truffe doivent être interdits dans la lithiase biliaire, parce que les matières grasses qu'ils renferment sont composées surtout d'oléine et de margarine et d'une substance que les alcalis ne saponifient pas, l'agaricine, sans doute une sorte de cholestérine (A. Gautier).

Sont permis le lait, étendu d'eau ou écrémé surtout, le thé faible, les tisanes, les infusions inoffensives ; très peu de vin et même le supprimer si c'est nécessaire ; pas de café. Les pruneaux sont permis à titre de laxatif.

Quant aux potages, les bouillons gras doivent être rarement permis ; il faut utiliser de préférence les potages maigres.

Les autres prescriptions sont communes à l'arthritisme et doivent s'y rapporter ; il faudra donc se reporter au tableau des aliments permis aux goutteux et graveleux, avec les modifications indiquées ci-dessus, qu'on peut résumer ainsi :

I. **Viandes et dérivés**. — *Défendus :* OEufs.

II. **Légumes.** — *Défendus :* Choux en général, navets, champignons, truffes.

— *Permis :* Haricots verts, cresson.

III. **Fromages.** — *Permis :* Seuls les fromages maigres.

Je me suis attaché à donner à ces régimes le plus de diversité possible, tout en tenant compte des exigences des prescriptions. La viande est réduite au strict minimum ainsi que le pain ; je me suis efforcé de constituer une alimentation légère et peu azotée. Les menus suivent une progression décroissante.

Menus des Hépatiques

(Lithiase biliaire et Congestions)

1er JOUR

Petit Déjeuner

Déjeuner

Dîner

	Poids en grammes	Albumi-noïdes	Graisses	Hydrates de carbone	Sels	Eau
Petit Déjeuner						
Lait écrémé	200	8.06	2.18	8.08	1.44	180.24
Déjeuner						
Pain des deux déjeuners	150	10.5	1.27	78.»	1.20	57.»
Fèves sautées au beurre	100	22.95	0.92	61.79	3.24	11.10
Rosbif à la broche	75	14.37	4.38	»	1.02	55.11
Biscuits à la cuillère	30	2.9	1.09	20.5	0.33	4.2
Vin blanc	100	»	»	13.»	»	87.»
Eau	500	»	»	»	0.10	499.90
Beurre (50 gr. dont 1/5 absorbé)	10	0.08	8.30	»	0.01	1.5
Sel	5	»	»	»	5	»
4 h. soir Lait écrémé	200	8.06	2.18	8.08	1.44	180.24
Dîner						
Pain	50	3.5	0.42	26.»	0.40	19.»
Potage aux herbes	200	0.03	2.96	»	0.71	196.30
Pommes de terre sautées	200	2.6	0.30	40.»	2.»	152.»
Salsifis frits au beurre	100	1.1	0.5	14.1	1.»	82.»
Fromage de Brie	25	4.74	6.46	0.20	1.13	12.44
Vin blanc	100	»	»	13.»	»	87.»
Eau	500	»	»	»	0.10	499.90
Beurre (50 gr. dont 1/5 absorbé)	10	0.08	8.30	»	0.01	1.5
Sel	5	»	»	»	5	»
		78.97	39.26	282.75	24.13	2126.43
		cal. 290.60	cal. 339.59	cal. 1097.07		

1727 cal. 26

Toutes les viandes sont calculées nettes d'os et d'arêtes.

2ᵉ JOUR

	Poids en grammes	Albuminoïdes	Graisses	Hydrates de carbone	Sels	Eau
Petit Déjeuner						
Lait écrémé	200	8.06	2.18	8.08	1.44	180.24
Déjeuner						
Pain des deux déjeuners	150	10.5	1.27	78.»	1.20	57.»
Haricots verts en grains	100	13.81	0.98	53.37	2.38	10.»
Gigot froid	100	17.11	5.77	0.4	1.33	75.99
Gruyère	20	5.89	5.95	0.29	0.98	6.87
Vin blanc	100	»	»	13.»	»	87.»
Eau	500	»	»	»	0.10	499.90
Beurre (25 gr. dont 10 gr. absorbés)	10	0.08	8.30	»	0.01	1.5
Sel	5	»	»	»	5	»
4 h. soir Lait écrémé	200	8.06	2.18	8.08	1.44	180.24
Dîner						
Pain	50	3.5	0.42	26.»	0.40	19.»
Potage tapioca	200	2.9	0.2	8.03	0.7	188.17
Petits pois verts à la française	100	4.47	0.24	15.67	0.72	78.8
Carottes maître d'hôtel	200	2.46	0.60	18.34	2.04	173.58
Raisins	50	0.3	»	9.»	»	40.»
Vin blanc	100	»	»	13.»	»	87.»
Eau	500	»	»	»	0.10	499.90
Beurre (50 gr. dont 16 gr. absorbés)	16	0.13	13.83	»	0.03	3.»
Sel	5	»	»	»	5	»
		77.27	41.92	251.26	22.87	2188.19
		cal. 284.35	cal. 362.60	cal. 974.88		

1621 cal. 83

3e JOUR

Petit Déjeuner

Déjeuner

Dîner

	Poids en grammes	Albuminoïdes	Graisses	Hydrates de carbone	Sels	Eau
Petit Déjeuner						
Lait écrémé	200	8.06	2.18	8.08	1.44	180.24
Déjeuner						
Pain des deux déjeuners	150	10.5	1.27	78.»	1.20	57.»
Sole frite	50	8.63	0.40	»	0.43	39.60
Purée de pommes	200	5.72	3.92	44.48	2.68	239.22
Veau rôti	50	9.93	0.41	»	0.25	39.42
Figues	60	2.40	»	29.82	1.58	18.72
Vin	100	»	»	13.»	»	87.»
Eau	500	»	»	»	0.10	499.90
Beurre (50 gr. dont 1/4 absorbé)	12.5	0.12	10.37	»	0.02	2.5
Sel	5	»	»	»	5	»
4 h. soir — Lait écrémé	200	8.06	2.18	8.08	1.44	180.24
Dîner						
Pain	50	3.5	0.42	26.»	0.40	19.»
Potage au lait	200	3.66	3.62	4.48	0.68	187.56
Artichauts cuits	200	7.44	0.72	28.60	1.53	161.70
Haricots verts	100	1.90	0.28	4.91	0.82	92.»
Poires	50	0.48	»	4.13	»	40.9
Vin	100	»	»	13.»	»	87.»
Eau	500	»	»	»	0.10	499.90
Beurre (25 gr. dont 1/2 absorbé)	12.5	0.12	10.37	»	0.02	2.5
Sel	5	»	»	»	5	»
		70.22	36.14	262.58	22.69	2434.40
		cal. 258.40	cal. 312.61	cal. 1018 81		

1589 cal. 82

4ᵉ JOUR

	Poids en grammes	Albuminoïdes	Graisses	Hydrates de carbone	Sels	Eau
Petit Déjeuner						
Lait écrémé	200	8.06	2.48	8.08	1.44	180.24
Déjeuner						
Pain des deux déjeuners	150	10.5	1.27	78.»	1.20	57.»
Raie au beurre noir	50	11.04	0.22	»	0.08	38.20
Purée de pommes	200	2.6	0.30	40.»	2.»	152.»
Selle de mouton braisée	50	8.55	2.88	»	0.66	37.95
Gaufrettes anglaises	30	2.52	0.33	25.29	0.12	1.71
Vin blanc	100	»	»	13.»	»	87.»
Eau	500	»	»	»	0.10	499.90
Beurre (50 gr. dont 15 absorbé)	10	0.08	8.30	»	0.01	1.5
Sel	5	»	»	»	5	»
4 h. soir Lait écrémé	200	8.06	2.48	8.08	1.44	180.24
Dîner						
Pain	50	3.5	0.42	26.»	0.40	49.»
Potage aux herbes	200	0.03	2.96	»	0.71	196.30
Purée de pois cassés	150	8.05	3.28	21.99	1.21	115.47
Escalope de veau	50	9.93	0.44	»	0.25	39.42
Gruyère	20	5.89	5.95	0.29	0.98	6.87
Vin blanc	100	»	»	13.»	»	87.»
Eau	500	»	»	»	0.10	499.90
Beurre (30 gr. dont 13 absorbé)	10	0.08	8.30	»	0.01	1.5
Sel	5	»	»	»	5	»
		78.89	38.98	233.73	20.71	2204.20
		cal. 290.31	cal. 337.17	cal. 906.87		

1534 cal. 35

5ᵉ JOUR

Petit Déjeuner

Déjeuner

Dîner

	Poids en grammes	Albuminoïdes	Graisses	Hydrates de carbone	Sels	Eau
Petit Déjeuner						
Lait écrémé	200	8.06	2.18	8.08	1.44	180.24
Déjeuner						
Pain des deux déjeuners	150	10.5	1.27	78.»	1.20	57.»
Truite frite	50	8.76	0.37	»	0.40	40.25
Macédoine de légumes	200	3.18	0.32	18.90	1.26	114.92
Pigeon rôti	100	22.14	1.»	0.76	1.»	75.10
Brioches	25	2.70	5.71	11.24	0.33	5.27
Vin blanc	100	»	»	13.»	»	87.»
Eau	500	»	»	»	0.10	499.90
Beurre (50 gr. dont 1/4 absorbé)	12.5	0.12	10.37	»	0.02	2.5
Sel	5	»	»	»	5	»
4 h. soir Lait écrémé	200	8.06	2.18	8.08	1.44	180.24
Dîner						
Pain	50	3.5	0.42	26.»	0.40	19.»
Potage au riz	200	0.70	2.67	7.89	0.12	188.62
Pommes de terre frites	100	1.3	0.15	20.»	1.»	76.»
Blanquette de veau	50	V – 9.44 / S – 0.55	V – 3.70 / S – 6.22	V – 0.03 / S – 1.59	V – 0.66 / S – 0.12	V – 36.15 / S – 22.67
Pommes	50	0.48	»	3.61	»	79.»
Vin blanc	100	»	»	13.»	»	87.»
Eau	500	»	»	»	0.10	499.90
Beurre (50 gr. dont 1/4 absorbé)	12.5	0.12	10.37	»	0.02	2.5
Sel	5	»	»	»	5	»
		79.31	46.93	210.18	19.61	2153.26
		cal. 291.86	cal. 405.94	cal. 815.49		

1513 cal. 29

6ᵉ JOUR

Petit Déjeuner

Déjeuner

Dîner

	Poids en grammes	Albumi-noïdes	Graisses	Hydrates de carbone	Sels	Eau
Petit Déjeuner						
Lait écrémé	200	8.06	2.18	8.08	1.44	180.24
Déjeuner						
Pain des deux déjeuners	150	10.5	1.27	78.»	1.20	57.»
Sole au gratin (très peu d'épices)	50	8.63	0.40	»	0.43	39.60
Carottes Vichy	200	2.46	0.60	18.34	2.04	173.58
Bifteck saignant	50	10.2	0.98	0.2	0.95	37.3
Brioches	25	2.70	5.71	11.24	0.33	5.27
Vin blanc	100	»	»	13.»	»	87.»
Eau	500	»	»	»	0.10	499.90
Beurre (50 gr. dont 1/4 absorbé)	12.5	0.12	10.37	»	0.02	2.5
Sel	5	»	»	»	5	»
4 h. soir Lait écrémé	200	8.06	2.18	8.08	1.44	180.24
Dîner						
Pain	50	3.5	0.42	26.»	0.40	19.»
Potage au lait	200	3.66	3.62	4.48	0.68	187.56
Pommes de terre frites	100	1.3	0.15	20.»	1.»	76.»
Petits pois verts à la française	100	4.47	0.24	15.67	0.72	78.8
Pruneaux	50	1.12	»	22.44	»	14.64
Vin blanc	100	»	»	13.»	»	87.»
Eau	500	»	»	»	0.10	499.90
Beurre (50 gr. dont 1/4 absorbé)	12.5	0.12	10.37	»	0.02	2.5
Sel	5	»	»	»	5	»
		64.90	38.49	238.53	20.87	2228.03
		cal. 238.83	cal. 332.93	cal. 925.49		

1497 cal. 25

7e JOUR

	Poids en grammes	Albuminoïdes	Graisses	Hydrates de carbone	Sels	Eau
Petit Déjeuner						
Lait écrémé	200	8.06	2.18	8.08	1.44	180.24
Déjeuner						
Pain des deux déjeuners	150	10.5	1.27	78.»	1.20	57.»
Truite frite	100	17.52	0.74	»	0.80	80.50
Asperges sauce mousseline	50	S - 1.41 A - 0.65	S - 12.44 A - 0.15	S - 3.49 A - 3.73	S - 0.25 A - 0.20	S - 45.34 A - 45.25
Bifteck grillé	50	10.2	0.98	0.2	0.95	37.35
Pommes	50	0.18	»	3.65	»	42.39
Vin blanc	100	»	»	13.»	»	87.»
Eau	500	»	»	»	0.10	499.90
Beurre (50 gr. dont 1/5 absorbé)	10	0.08	8.30	»	0.01	1.5
Sel	5	»	»	»	5	»
4 h. soir Lait écrémé	200	8.06	2.18	8.08	1.44	180.24
Dîner						
Pain	50	3.5	0.42	26.»	0.40	19.»
Soupe aux pommes de terre	200	0.78	3.»	9.58	0.50	186.14
Salsifis frits au beurre	100	1.1	0.5	14.1	1.»	82.»
Carottes au jus	200	2.46	0.60	18.34	2.04	173.58
Biscuits secs en caisse	30	2.31	0.78	24.06	0.06	2.76
Vin blanc	100	»	»	13.»	»	87.»
Eau	500	»	»	»	0.10	499.90
Beurre (50 gr. dont 1/4 absorbé)	12.5	0.12	10.37	»	0.02	2.5
Sel	5	»	»	»	5	»
		66.63	43.91	223.01	20.51	2309.59
		cal. 245.19	cal. 379.82	cal. 865.27		

1490 cal. 28

8ᵉ JOUR

	Poids en grammes	Albuminoïdes	Graisses	Hydrates de carbone	Sels	Eau
Petit Déjeuner						
Lait écrémé	200	8.06	2.18	8.08	1.44	180.24
Déjeuner						
Pain des deux déjeuners	150	10.5	1.27	78.»	1.20	57.»
Artichauts au jus	100	3.72	0.36	14.30	0.76	80.85
Lapin sauté	100	21.47	9.76	0.75	1.17	66.8
Raisins	50	0.3	»	9.»	»	40.»
Vin blanc	100	»	»	13.»	»	87.»
Eau	500	»	»	»	0.10	499.90
Beurre (50 gr. dont 1.5 absorbé)	10	0.08	8.30	»	0.01	1.5
Sel	5	»	»	»	5	»
4 h. soir Lait écrémé	200	8.06	2.18	8.08	1.44	180.24
Dîner						
Pain	50	3.5	0.42	26.»	0.40	19.»
Potage au lait	200	3.66	3.62	4.48	0.68	187.56
Purée de lentilles	50	10.1	1.2	31.»	1.1	6.»
Côtelettes d'agneau sur le gril	50	6.40	2.16	»	0.49	28.48
Poires	50	0.18	»	4.13	»	40.9
Vin blanc	100	»	»	13.»	»	87.»
Eau	500	»	»	»	0.10	499.90
Beurre (25 gr. dont 1.2 absorbé)	12.5	0.12	10.37	»	0.02	2.5
Sel	5	»	»	»	5	»
		76.15	41.82	209.82	18.91	2064.87
		cal. 280.23	cal. 361.74	cal. 814.10		

1436 cal. 07

9e JOUR

Petit Déjeuner

Déjeuner

Dîner

	Poids en grammes	Albuminoïdes	Graisses	Hydrates de carbone	Sels	Eau
Petit Déjeuner						
Lait écrémé	200	8.06	2.18	8.08	1.44	180.24
Déjeuner						
Pain des deux déjeuners	150	10.5	1.27	78.»	1.20	57.»
Cèpes sautés au beurre	50	2.4	0.32	1.25	0.41	45.3
Tête de veau blanquette	50	V - 9.44 S - 0.55	V - 0.41 S - 6.22	S - 1.59	V - 0.25 S - 0.12	S - 22.67 V - 39.42
Gruyère	20	5.89	5.95	0.29	0.98	6.87
Vin blanc	100	»	»	13.»	»	87.»
Eau	500	»	»	»	0.10	499.90
Beurre (50 gr. dont 10 gr. absorbés)	10	0.08	8.30	»	0.01	1.5
Sel	5	»	»	»	5	»
4 h. soir Lait écrémé	200	8.06	2.18	8.08	1.44	180.24
Dîner						
Pain	50	3.5	0.42	26.»	0.40	19.»
Potage au lait	200	3.66	3.62	4.48	0.68	187.56
Chicorée cuite	200	2.92	0.26	3.16	1.56	188.26
Haricots verts en grains	100	13.81	0.98	53.37	2.38	10.»
Pommes	50	0.18	»	3.61	»	79.»
Vin blanc	100	»	»	13.»	»	87.»
Eau	500	»	»	»	0.10	499.90
Beurre (50 gr. dont 1/4 absorbé)	12.5	0.12	10.37	»	0.02	2.5
Sel	5	»	»	»	5	»
		69.17	42.48	213.91	21.09	2193.36
		cal. 254.54	cal. 367.45	cal. 829.97		

1451 cal. 96

10e JOUR

Petit Déjeuner

Déjeuner

Dîner

	Poids en grammes	Albuminoïdes	Graisses	Hydrates de carbone	Sels	Eau
Petit Déjeuner						
Lait écrémé	200	8.06	2.18	8.08	1.44	180.24
Déjeuner						
Pain des deux déjeuners	150	10.5	1.27	78.»	1.20	57.»
Haricots verts	150	2.85	0.42	7.36	1.23	138.»
Côtelettes de mouton grillées	100	14.32	8.55	»	1.62	75.50
Biscuits à la cuillère	30	2.09	1.9	20.5	0.33	4.2
Vin blanc	100	»	»	13.»	»	87.»
Eau	500	»	»	»	0.10	499.90
Beurre (50 gr. dont 10 gr. absorbés)	10	0.08	8.30	»	0.01	1.5
Sel	5	»	»	»	5	»
4 h. soir Lait écrémé	200	8.06	2.18	8.08	1.44	180.24
Dîner						
Pain	50	3.5	0.42	26.»	0.40	19.»
Potage bretonne	250	1.49	5.34	6.24	0.74	228.66
Laitue cuite	200	2.92	0.26	3.16	1.56	188.26
Noix de veau	75	14.88	0.60	»	0.37	19.71
Figues	60	2.40	»	29.82	1.58	18.72
Vin blanc	100	»	»	13.»	»	87.»
Eau	500	»	»	»	0.10	499.90
Beurre (50 gr. dont 15 absorbé)	10	0.08	8.30	»	0.01	1.5
Sel	5	»	»	»	5	»
		70.93	39.72	213.24	22.13	2286.33
		cal. 261.02	cal. 343.57	cal. 827.37		

1431 cal. 96

11ᵉ JOUR

	Poids en grammes	Albuminoïdes	Graisses	Hydrates de carbone	Sels	Eau
Petit Déjeuner						
Lait écrémé	200	8.06	2.18	8.08	1.44	180.24
Déjeuner						
Pain des deux déjeuners	150	10.5	1.27	78.»	1.20	57.»
Brochet frit	50	9.17	0.33	»	0.54	39.75
Salsifis au beurre	100	1.1	0.5	14.1	1.»	82.»
Gigot de mouton rôti	100	17.11	5.77	0.4	1.33	75.99
Gaufrettes anglaises	30	2.52	0.33	25.29	0.12	1.71
Vin blanc	100	»	»	13.»	»	87.»
Eau	500	»	»	»	0.10	499.90
Beurre (25 gr. dont 1/2 absorbé)	12.5	0.12	10.37	»	0.02	2.5
Sel	5	»	»	»	5	»
4 h. soir Lait écrémé	200	8.06	2.18	8.08	1.44	180.24
Dîner						
Pain	50	3.5	0.42	26.»	0.40	19.»
Potage aux herbes	200	0.63	2.96	»	0.71	196.30
Chicorée cuite	200	2.92	0.26	3.16	1.56	188.26
Pommes de terre frites	100	1.3	0.15	20.»	1.»	76.»
Poires	50	0.18	»	4.13	»	40.9
Vin blanc	100	»	»	13.»	»	87.»
Eau	500	»	»	»	0.10	499.90
Beurre (50 gr. dont 1 4 absorbé)	12.5	0.12	10.37	»	0.02	2.5
Sel	5	»	»	»	5	»
		64.69	37.09	213.24	20.98	2316 19
		cal. 238.05	cal. 320.82	cal. 827.37		

1386 cal. 24

12e JOUR

Petit Déjeuner

Déjeuner

Dîner

	Poids en grammes	Albuminoïdes	Graisses	Hydrates de carbone	Sels	Eau
Petit Déjeuner						
Lait écrémé	200	8.06	2.48	8.08	1.44	180.24
Déjeuner						
Pain des deux déjeuners	150	10.5	1.27	78.»	1.20	57.»
Lentilles au jus	50	10.1	1.2	31.»	1.1	6.»
Côte de bœuf grillée	50	10.35	0.87	»	0.59	38.18
Figues	60	2.40	»	29.82	1.58	18.72
Vin blanc	100	»	»	13.»	»	87.»
Eau	500	»	»	»	0.10	499.90
Beurre (25 gr. dont 10 absorbés)	10	0.08	8.30	»	0.01	1.5
Sel	5	»	»	»	5	»
4 h. soir Lait écrémé	200	8.06	2.48	8.08	1.44	180.24
Dîner						
Pain	50	3.5	0.42	26.»	0.40	19.»
Potage maigre	200	0.03	2.96	»	0.71	196.30
Choux-fleurs au jus	150	3.72	0.51	6.82	1.24	136.33
Rognons de mouton sautés au beurre	70	8.28	1.46	0.10	0.65	39.30
Poires	50	0.18	»	4.43	»	40.9
Vin blanc	100	»	»	13.»	»	87.»
Eau	500	»	»	»	0.10	499.90
Beurre (25 gr. dont 1/2 absorbé)	12.5	0.12	10.37	»	0.02	2.5
Sel	5	»	»	»	5	»
		65.38	31.42	218.05	20.58	2090.01
		cal. 240.59	cal. 271.78	cal. 846.03		

1358 cal. 40

13ᵉ JOUR

Petit Déjeuner

Déjeuner

Dîner

	Poids en grammes	Albuminoïdes	Graisses	Hydrates de carbone	Sels	Eau
Petit Déjeuner						
Lait écrémé	200	8.06	2.18	8.08	1.44	180.24
Déjeuner						
Pain des deux déjeuners	150	10.5	1.27	78.»	1.20	57.»
Brochet frit	135	9.17	0.33	»	0.54	39.75
Céleri au jus	200	4.52	1.12	7.85	4.18	171.14
Selle de mouton braisée	50	8.55	2.88	»	0.66	37.95
Brioches	25	2.70	5.71	11.24	0.33	5.27
Vin	100	»	»	13.»	»	87.»
Eau	500	»	»	»	0.10	499.90
Beurre (25 gr. dont 1/2 absorbé)	12.5	0.12	10.37	»	0.02	2.5
Sel	5	»	»	»	5	»
4 h. soir Lait écrémé	200	8.06	2.18	8.08	1.44	180.24
Dîner						
Pain	50	3.5	0.42	26.»	0.40	19.»
Potage maigre	200	0.03	2.96	»	0.71	196.30
Laitue cuite	250	3.65	0.32	3.95	1.95	235.32
Escalope de veau	50	9.93	0.41	»	0.25	39.42
Pruneaux	50	1.12	»	22.44	»	14.64
Vin blanc	100	»	»	13.»	»	87.»
Eau	500	»	»	»	0.10	499.90
Beurre (25 gr. dont 1/2 absorbé)	12.5	0.12	10.37	»	0.02	2.5
Sel	5	»	»	»	5	»
		70.03	40.52	191.64	23.34	2355.07
		cal. 257.71	cal 350.49	cal 743.56		

1351 cal. 76

14e JOUR

Petit Déjeuner

	Poids en grammes	Albumi-noïdes	Graisses	Hydrates de carbone	Sels	Eau
Lait écrémé	200	8.06	2.18	8.08	1.44	180.24

Déjeuner

	Poids en grammes	Albumi-noïdes	Graisses	Hydrates de carbone	Sels	Eau
Pain des deux déjeuners	150	10.5	1.27	78.»	1.20	57.»
Choux-fleurs au gras	150	3.72	0.51	6.82	1.24	136.33
Poulet rôti	75	14.79	1.05	0.93	1.02	57.15
Pêches	50	0.32	0.46	2.24	»	40.»
Vin blanc	100	»	»	13.»	»	87.»
Eau	500	»	»	»	0.10	499.90
Beurre (50 gr. dont 1/4 absorbé)	12.5	0.12	10.37	»	0.02	2.5
Sel	5	»	»	»	5	»
4 h. soir Lait écrémé	200	8.06	2.18	8.08	1.44	180.24

Dîner

	Poids en grammes	Albumi-noïdes	Graisses	Hydrates de carbone	Sels	Eau
Pain	50	3.5	0.42	26.»	0.40	19.»
Consommé	125	1.»	0.16	0.17	0.52	123.15
Carottes au jus	200	2.46	0.60	18.34	2.04	173.58
Poulet froid	50	9.86	0.71	0.63	0.68	38.11
Figues sèches	60	2.40	»	29.82	1.58	18.72
Vin blanc	100	»	»	13.»	»	87.»
Eau	500	»	»	»	0.10	499.90
Beurre (25 gr. dont 1/2 absorbé)	12.5	0.12	10.37	»	0.02	2.5
Sel	5	»	»	»	5.»	»
		64.91	30.28	205.41	21.80	2202.42
		cal. 238.86	cal. 261.92	cal. 795.82		

1296 cal. 60

15e JOUR

	Poids en grammes	Albuminoïdes	Graisses	Hydrates de carbone	Sels	Eau
Petit Déjeuner						
Lait écrémé	200	8.06	2.18	8.08	1.44	180.24
Déjeuner						
Pain des deux déjeuners	150	10.5	1.27	78.»	1.20	57.»
Céleri au jus	200	4.52	1.12	7.85	4.18	171.14
Poitrine d'agneau à la milanaise	50	6.40	2.16	»	0.49	28.48
Raisins	50	0.3	»	9.»	»	40.»
Vin blanc	100	»	»	13.»	»	87.»
Eau	500	»	»	»	0.10	499.90
Beurre (50 gr. dont 1/5 absorbé)	10	0.08	8.30	»	0.01	1.5
Sel	5	»	»	»	5	»
4 h. soir Lait écrémé	200	8.06	2.18	8.08	1.44	180.24
Dîner						
Pain	50	3.5	0.42	26.»	0.40	49.»
Soupe aux pommes de terre	200	0.78	3.»	9.58	0.50	186.14
Choux-fleurs au gras	150	3.72	0.51	6.82	1.24	136.33
Bifteck grillé saignant	50	10.2	0.98	0.2	0.95	37.35
Gruyère	20	5.89	5.95	0.29	0.98	6.87
Vin blanc	100	»	»	13.»	»	87.»
Eau	500	»	»	»	0.10	499.90
Beurre (50 gr. dont 1/5 absorbé)	10	0.08	8.30	»	0.01	1.5
Sel	5	»	»	»	5	»
		62.09	36.37	178.90	23.04	2219.59
		cal. 228.49	cal. 314.60	cal. 694.13		

1237 cal. 22

VIII

Régime des Diabétiques

Les prescriptions comme les menus suivants s'appliquent au diabète vrai établi, aux diabètes moyens, à glycosurie peu intense, à azoturie peu élevée ou normale, au diabète goutteux, tel qu'il se présente le plus fréquemment dans notre station, à la glycosurie alimentaire, qui n'est que passagère ; ils ne sont pas en rapport avec les dernières phases du diabète, avec l'amaigrissement, l'anazoturie, etc...

Il n'est pas de question en médecine qui ait fourni tant de diversités et d'appréciations et d'indications. La raison essentielle réside dans ce fait que les auteurs ont voulu donner à leurs prescriptions alimentaires une uniformité qui est incompatible avec la diversité des formes du diabète et la variabilité des individus atteints. Tel régime repoussé de nos jours, comme une vieille méthode usagée, peut être encore bon dans un cas donné et dans un stade particulier de la maladie, comme il peut ne pas convenir à une autre phase de cette maladie. Je vais passer en revue ces régimes.

Les régimes de Cantani et de Dongkin (1869) sont dits régimes exclusifs. Le premier, désigné habituellement sous le nom de diète sarco-adipeuse, ne prescrivait que des viandes et des graisses ; le second ne donnait que du lait écrémé. On verra par la suite que les tendances étrangères actuelles, en ce qui concerne le régime lacté, ne sont qu'une rénovation du système de Dongkin. Au premier de ces régimes on a reproché de favoriser l'apparition du coma diabétique ; au second l'insuffisance de ses résultats pratiques.

Parmi les régimes mixtes, le plus connu est celui de Bouchardat, dont la base est la suppression de tout ce qui contient du sucre ou peut en produire, mais autorisant l'emploi du pain de gluten.

Le régime de Naunyn (Strasbourg) semble tenir plus compte de la phase de la maladie ; plutôt porté pour le régime carné, il l'atténue ou le suspend si la réaction rouge des urines par le perchlorure de fer apparaît. Suivant lui, les hydro-carbures dextrogyres sont plus nuisibles que les lévogyres ; aussi il conseille plutôt les topinambours, la chicorée, les pissenlits, les scorsonères, les haricots verts, les champignons ; les poires et les pommes, qui contiennent de la lévulose. Il interdit la bière, ne permet le lait qu'après certitude qu'il n'augmente pas la glycosurie. Dans les cas légers, il permet 5 à 600 gr. de viande, 100 gr. de pain, 120 gr. de légumes, deux fois par jour et comme boisson vin ou bière.

Richardière (1) énumère ainsi les règles du régime des diabétiques ; les graisses et les aliments azotés en constituent la base.

Défendus :

Sucres, Plats sucrés.
Farineux (pois, lentilles, haricots, châtaignes).
Pâtes (vermicelle, tapioca, macaroni, etc.).
Fruits sucrés.
Pommes et poires moins nuisibles.
Vins de Champagne, vins sucrés d'Italie et d'Espagne

Permis :

Viandes rôties ou avec sauce sans farine.
Graisses, fromages.

_____

(1) Journal de médecine de Paris (août 1896).

OEufs.

Haricots verts, choux, salades, artichauts. oseille, asperges, etc., légumes verts.

Noix, noisettes, amandes.

Boissons abondantes. vins de Bourgogne et Bordeaux.

Alcool modérément.

Café, thé.

Au congrès allemand de médecine (Wiesbaden. avril 1898), Léo de Bonn recommande de limiter les hydrates de carbone dans l'alimentation. Ils doivent être réduits autant que possible au début du traitement et cela pendant un laps de temps qui ne doit pas durer plus de trois à cinq semaines. Durant cette période, la partie principale de l'alimentation doit se composer surtout d'albuminoïdes et de graisses. en permettant l'usage de certains légumes et liquides alcooliques non sucrés, le café et le thé. Après quoi, on pourra permettre les féculents dans la proportion du pouvoir d'assimilation ; on se basera pour dé-terminer cette quantité sur l'examen des urines et les modifi-cations de poids du corps.

Au cours de la même séance, Hirschfeld. de Berlin, tout en constatant que l'ingestion abondante de graisse est sans in-fluence sur la glycosurie, conclut que les diabétiques se com-portent d'une façon variable vis à vis d'un même facteur et qu'il n'y a pas de règles thérapeutiques certaines et générales et, dans chaque cas, il faut individualiser à propos du traitement.

Le régime prescrit devra être suivi pendant quatre semaines; le poids du corps aura été noté avant et après cette durée, l'examen des urines pratiqué et ce sera le rôle du médecin, si le poids a diminué, le sucre disparu ou considérablement diminué, de voir s'il peut prescrire les hydrates de carbone en plus grande quantité.

Lépine, de Lyon (1). définit ainsi les principales règles du

____

(1) Semaine médicale. — Novembre 1901.

régime dans son article sur le traitement du diabète sucré. La question qui doit guider le traitement et surtout le régime est la diacéturie, c'est à dire la présence ou l'absence d'acétone dans les urines, facilement reconnaissable en versant goutte à goutte une solution de perchlorure de fer dans l'urine diabétique. Aussi il divise ses diabétiques en deux grandes classes, ceux qui ont et ceux qui n'ont pas d'acide diacétique dans les urines.

Pour les diabétiques qui n'ont pas d'acide diacétique dans l'urine et chez qui la glycosurie disparaît sous l'influence du régime, Lépine recommande d'abord de soumettre les malades pendant trois jours à un régime consistant en albuminoïdes et graisses (viandes, poissons, fromages, crème, œufs) dans les limites quantitatives suffisantes pour maintenir le sujet en équilibre azoté, car, si un régime d'inanition a une influence considérable sur la disparition du sucre, en revanche il tue le malade. Si avec ce régime le sucre disparaît, c'est un diabétique léger. Le régime suivant devra tenir compte de l'état diathésique du malade, de l'arthritisme par exemple ; alors il faudra conseiller moins de viandes, etc., voire même le lait écrémé. En général, il ne faut pas tenir longtemps le diabétique à un régime trop sévère : c'était l'opinion de Léo de Bonn, de Hirschfeld ; c'est aussi la mienne. Si le malade n'a pas vu le sucre réapparaître pendant plusieurs semaines, sa capacité d'assimilation pour les hydrates de carbone a augmenté et on peut arriver dans la suite, par tâtonnements, à préciser quelle quantité et quelle qualité d'hydrates de carbone le diabétique pourra consommer sans inconvénient. Et encore faut-il agir avec beaucoup de circonspection, parce que, dit Lépine, on n'est jamais sûr que tel aliment consommé par le malade est identique avec celui qui aura été analysé quelques années auparavant ; parce qu'au point de vue de l'utilisation 100 grammes d'un hydrate de carbone sont très différents de 100 grammes d'un autre ; parce qu'alors même qu'on sait que tel hydrate de carbone est assez bien utilisé on ne peut dire avec certitude qu'il en sera de même chez tel ou tel individu, chacun ayant son coefficient personnel, non seulement relativement à la quantité, mais à la qualité des hydrates de carbone qu'il peut tolérer. Toutes ces indications sont autant de considérations qui exigent la présence et les conseils du médecin pour surveiller et le malade et la marche du diabète.

Pour les diabétiques n'ayant pas d'acide diacétique dans l'urine et dont la glycosurie n'est que diminuée par le régime, le même auteur fait observer que l'abus des matières protéiques chez les diabétiques peut irriter le rein et le rendre plus perméable au sucre (Talma 1901, Therapie der Gegenwart), et qu'il ne faut pas dépasser une limite que Lenné (1900) estime être de 1 gr. 02 d'albumine sèche par jour et par kilogr. du poids corporel et que Lépine pense devoir être un peu supérieure à 1 gr. 02 cg., quoique celle ci pût être nuisible dans certains cas. Il paraît certain, dit encore Lépine, que la graisse, comme les matières protéiques, peut être une source d'acétone. L'abus de la graisse, comme celle des matières protéiques, serait donc susceptible de provoquer un grave danger.

Quant aux diabétiques qui ont de l'acide diacétique dans l'urine, il faut diminuer les graisses et quelquefois augmenter les hydrates de carbone, qui, dans certains cas, diminueraient la diacéturie ; l'acide glucosique (Schwarz) administré à la dose de 50 à 70 gr. dans 1/2 litre d'eau, neutralisé par 140 gr. de bicarbonate de soude, soit par la bouche, soit en lavement, semble avoir rendu d'excellents résultats ; enfin, l'emploi du bicarbonate de soude à hautes doses. Il n'est pas possible d'établir de régimes pour cette catégorie de malades, qui exige une variation constante dans l'alimentation.

Je termine cette revue des différents régimes par la question du lait et des pommes de terre, qui font depuis de longues années l'objet de discussions et de communications répétées.

Après Dongkin en 1869, Rotto et Hoffmann, ce sont Winternitz et Strasser qui, reprenant les idées des précédents, recommandèrent de nos jours le régime lacté exclusif pour réduire le sucre des diabétiques quels qu'ils soient. Strauss, Berger, Von Noorden se sont occupés de la question et arrivent à cette conclusion que le lait est toléré différemment par les malades, que les résultats de ce traitement sont peu probants, qu'il est plutôt nuisible à certaines périodes du diabète. Lenné prétend que le lait ne convient pas aux diabétique et Strasser, après avoir soutenu les idées de Winternitz, reconnaît plus tard que certains diabétiques sont réfractaires au régime lacté et que celui-ci est souvent mal supporté.

Kulz avait démontré par des expériences que le sucre de lait était complètement brûlé par les diabétiques, d'où Lecorché conclut que les diabétiques peuvent faire usage d'une quantité de lait égale à 1/2 litre par jour.

Plus récemment encore, c'est Casarelli, de Pise (1), qui rapporte deux cas de diabète sucré guéris complètement par le régime lacté (1 litre 1/2 à 3 litres par jour) ; ils ont repris au bout de deux mois leur régime normal, sans voir réapparaître le sucre.

Lépine, de Lyon (2), dans un article intéressant résume ainsi son opinion sur le traitement du diabète par le lait écrémé : « Il est d'ailleurs positif que Dongkin et ses imitateurs ont obtenu quelques succès par ce singulier régime ; et, quand on a cherché à s'en rendre compte, il n'est pas difficile de voir que le résultat favorable ne tient guère qu'à l'alimentation insuffisante. En effet, si 1 litre de lait ordinaire fournit environ 650 calories, 6 litres de lait écrémé en donnent moins de 2.400, ce qui est trop peu pour un diabétique obèse. Si chez ce diabé-

____

(1) Sem. médic., nov. 1901.
(2) Sem. médic., fév. 1902.

tique le pouvoir glycolytique n'est pas très diminué, l'effet pourra être favorable, car, en raison de l'alimentation insuffi sante, l'économie consommera le lactose ingéré. Chez un diabétique grave, la cure de Dongkin me paraît absurde. »

La question de la substitution des pommes de terre au pain dans le régime des diabétiques a été surtout étudiée par Mossé, de Toulouse (Congrès de médecine, 1899-Lille). Il en est arrivé aux conclusions suivantes : que la glycosurie diminue dès que le pain est remplacé par les pommes de terre et augmente si l'on revient à l'alimentation par le pain ; que les avantages de ce régime (1) ne sont pas dus à ce qu'une partie de ces féculents sont inutilisés ou insuffisamment transformés par les sucs digestifs, mais qu'au contraire ils devraient être attribués à ce que l'organisme de ces malades utilise beaucoup mieux qu'on ne le suppose les principes hydrocarbonés de la pomme de terre.

Enfin les cures d'avoine ont été fortement recommandées par Von Noorden, au Congrès des naturalistes de Carlsbad. Il donne l'avoine sous forme de farine d'avoine de Knorr ou de flacons d'avoine de Hohenlohe, longtemps cuits avec de l'eau et un peu de sel, additionnés d'un peu de beurre, d'albumine végétale et d'un blanc d'œuf. On donne par jour 250 gr. d'avoine, 100 gr. d'albumine, 300 gr. de beurre ; cette soupe ainsi préparée est absorbée par fractions, toutes les deux heures.

L'auteur est arrivé aux conclusions suivantes : que ce sont les cas les plus graves de diabète, avec diacéturie, qui donnent les meilleurs résultats avec l'avoine ; dans les cas légers sans diacéturie, la tolérance est au contraire diminuée. Il l'emploie dans les glycosuries graves avec acétonurie intense, quand la diminution ou la suppression des hydrates de carbone ne diminue pas ou même augmente l'acétone, par crainte du coma.

---

(1) Sem. médic., mai 1901.

L'avoine est supérieure aux autres hydrates de carbone dans le coma, pour diminuer l'acétone ; dans cet état, Von Noorden donne l'avoine ou le lait, mais jamais les deux ensemble.

En France, la levûre de bière fraîche et les ferments en général jouent un grand rôle de nos jours dans le traitement de la glycosurie. Il est incontestable qu'elle rend de grands services dans ces affections. J'ai résumé dans un travail récent (*La Levûre de bière fraîche en thérapeutique-1905*) les conclusions auxquelles je suis arrivé à la suite de mes recherches : « L'emploi de la levûre de bière fraîche est indiqué dans le diabète particulièrement au début, où elle fait disparaître rapidement la glycosurie ; elle est moins active dans les périodes avancées de cette affection, où elle ne fait que baisser le taux de la glycosurie, sans la faire disparaître. Elle est très active dans la glycosurie alimentaire, où l'on voit le sucre disparaître très rapidement sous son influence. »

A. Gautier énumère ainsi les principales règles de l'alimentation du diabétique : 1° éloigner autant que possible tout aliment qui puisse fournir de la glycose ; 2° remédier à l'exagération des pertes azotées par un régime animal approprié ; 3° se conformer le mieux possible au régime qui convient à l'état pathologique dont l'apparition du sucre dans les urines n'est qu'un symptôme.

Alors, réduction au minimum du sucre de canne, de la glycose, des féculents ordinaires ; alimentation en viande, proportionnée à la désassimilation azotée ; remplacement par des corps gras, des aliments amylacés habituels ; régime spécial approprié à la constitution vicieuse ou morbide du malade.

Ce sont les règles de conduite que j'avais adoptées depuis longtemps pour mes malades, en y ajoutant une surveillance minutieuse, par l'examen des urines, de l'élaboration de ces aliments et de la diacéturie.

Enfin A. Gautier conseille la suppression du saccharose et

de la glycose mais, non de la lévulose, sucre spécial qui, suivant lui, n'est pas sensiblement éliminé ; la réduction des aliments amylacés, mais non pas de ceux qui sont riches en inuline et en inosite, substances impropres à se changer directement en glycose, tels que :

Topinambours.	Haricots verts.	Oignons.
Artichauts.	Chicorée.	Poireaux.
Crosnes.	Laitue.	Champignons (beaucoup).
Scorsonères.	Cardons.	

Seraient permis aussi :

Asperges.	Navets.	Concombres.
Radis.	Raifort.	Choux verts.
Cresson.	Epinards.	Choucroute.
Raves.	Oseille.	Salades.

dont la cuisson enlève une grande proportion de leurs sucres et solubilie les amidons qui s'en vont en partie avec l'eau.

Il est bien évident qu'étant donné le caractère arthritique des diabétiques qui viennent à Vittel la plupart de ces prescriptions, en ce qui concerne les radis, cresson, concombre, oseille, seront totalement supprimées.

A. Gautier laisserait prendre les fruits des rosacées (pêches, pommes, abricots, poires, fraises, framboises) parce qu'ils ne contiennent en général que 5 à 6 parties de sucre et 1 à 7 o/o d'amidon, pourvu qu'on n'en abuse pas, 100 à 150 gr. par jour, dit-il, n'introduisant pas plus de sucre que 10 à 15 gr. de pain.

Il faut être très réservé sur ces tolérances ; la généralité des malades ont une tendance à abuser de ces permissions et se préoccupent plus souvent de satisfaire leurs goûts que de les sacrifier aux exigences du régime ; il vaut mieux agir avec sévérité dans les prescriptions de ces aliments, qui ne sont généra lement qu'un surcroît d'alimentation inutile, et les interdire formellement.

On peut permettre les amandes, noix, olives ; mais il faut défendre les bananes, châtaignes, cerises, raisins, etc.

Quant au pain, il est nécessaire d'en concéder une petite quantité aux diabétiques, 60 à 80 gr. par jour.

Comme viandes, seront permises toutes les viandes, charcuterie, jambon, gibier, poisson, crustacés, mollusques, fumaisons et salaisons, abats (à l'exception du foie), les œufs (deux par jour tout au plus). Quant à la quantité de viandes, les avis sont partagés ; Cantani et Von Mering donneraient 500 gr. de viande cuite par 24 h. ; Von Noorden, 120 à 140 gr. ; Talma est d'avis de donner de grandes quantités d'albuminoïdes ; Kolisch, Weintraud, Pantz insistent pour de petites quantités, Naunyn et W. Schlesinger considèrent que le besoin de nourriture du diabétique est relativement faible, et qu'une ration calorique peu élevée lui suffit. C'est d'ailleurs mon opinion, car la plupart des diabétiques soignés à Vittel sont des diabètes goutteux, chez qui il est nécessaire de surveiller la diathèse ; ce sont en même temps et généralement des obèses, dont il est nécessaire de modérer l'alimentation ; aussi je réduis à un strict minimum d'albuminoïdes.

Enfin les aliments épicés peuvent être permis pour aider à la digestion des graisses ; l'alcool peut être permis avec modération.

Il faut proscrire les féculents, les farineux, le tapioca, le riz, les pâtes, les pois, carottes, betteraves, le miel, le chocolat et la bière.

On peut permettre le vin étendu d'eau, l'eau pure, l'eau additionnée de thé ou de jus de limon, le citron, etc.

Seront défendues les sauces contenant de la farine (blanquette), les aliments accommodés avec le pain (côtelettes panées). Je ne tolère comme condiments que le minimum utile pour aider à l'absorption de la viande ou des graisses.

La sauce matelote peut être autorisée à titre de changement une fois tous les quinze jours, la quantité de farine n'étant pas considérable.

Les menus indiqués plus loin visent surtout la classe des diabétiques n'ayant pas d'acide diacétique dans l'urine, que la glycosurie disparaisse ou non complètement par le régime. Ils doivent être suivis pendant quatre à cinq semaines, pour reprendre après (si le médecin le juge nécessaire) un peu plus d'hydrates de carbone, suivant les constatations faites chez ces malades par l'analyse des urines, le poids du corps, etc. Il sera toujours facile, à l'aide des tableaux, d'augmenter ou de diminuer la valeur des menus en albuminoïdes, graisses, hydrates de carbone.

Les menus suivent une progression constamment décroissante comme valeur en calories.

VIANDES

Permises

Bœuf bouilli sur le gril.

Bœuf bouilli avec légumes.

Bifteck grillé.

Bœuf à l'allemande.

Aloyau braisé.

Bœuf étuvé à l'anglaise.

Filet de bœuf grillé.

Rosbif à la broche.

Côte de bœuf grillée à la chicorée, à la laitue, aux épinards.

Langue de bœuf braisée.

Rognons de bœuf sautés.

Veau bouilli, rôti.

Bœuf à la bourgeoise, en miroton.

Filet de bœuf sauté à la chicorée, à la purée de pommes, au madère, aux champignons.

Bœuf à la persillade.

Noix de veau.

Veau à la bourgeoise (sans carottes).

Escalopes de veau grillées.

Côtelettes de veau grillées ou sautées.

Tête de veau à l'huile (rarement).

Gras-double frit.

Tripes à la mode de Caen (rarement).

Eminé aux oignons (rarement).

Côtelettes de veau aux fines herbes.

Côtelettes de mouton grillées nature.

Côtelettes de mouton sautées.

Gigot de mouton rôti.

Emincés à l'anglaise.

Selle de mouton rôtie ou braisée.

Gigot à l'anglaise (sans carottes ni navets).

Poitrine de mouton en ragoût.

Côtelettes d'agneau sautées.

Agneau rôti.

Selle d'agneau à la broche.

Epigrammes d'agneau.

Poitrine et épaule d'agneau avec garniture légumes permis.

Côtelettes de porc.

Saucisses, boudins.

Jambon fumé.

Crépinettes.

Poule en fricassée.

Chaufroid de volaille.

Poule et poulet rôtis.

Poulet sauté.

Galantine de volailles.

Eminé de volailles aux champignons.

Dindonneau rôti.

Pigeon rôti.

Caneton rôti.

Canard aux olives.

Oie, pintade rôties.

Faisan rôti.

Coquilles et salade de volailles.

Poulet à la Diable, à la Marengo (rarement).

Dinde rôtie.

Galantine de dinde.

Salmis de pigeons.

Canard sauvage rôti.

Gélinottes.

Bécassine rôtie (non faisandée).

Cailles.

Grives.

Merles.

Alouettes.

Mauviettes.

Becfigues.

Lapin sauté, en gibelotte.

Œufs coque ou frits.

Omelette aux herbes.

Omelette soufflée.

Perdreaux rôtis.

Perdrix aux choux (rarement).

Pluviers rôtis.

Vanneaux id.

Ortolans rôtis.

Bécasses id.

Civet de lièvre (rarement).

Ecureuil.

Chevreau rôti.

Lapin de garenne.

Perdreaux mayonnaise.

Chartreuse de perdreaux.

Salmis de bécasses, de canards.

Sanglier, chevreuil.

Terrines.

Timbales.

OEufs au jambon.

Défendues

Bœuf à la mode.

Blanquette de veau.

Côtelettes panées.

Bœuf bouilli à la poulette.

Ris de veau.

Tendrons de veau à la jardinière, aux petits pois.

Pieds de veau.

Tête de veau poulette.

Viandes marinées.

Salade de bœuf.

Bifteck au beurre d'anchois.

Poitrine ou épaule de veau farcie.

Noix de veau à l'oseille.

Côtelettes de veau à la milanaise et à l'italienne.

Cervelles.

Foies.

Poule au riz, au kari, à l'estragon, au beurre d'écrevisses.

Dinde truffée.

Poulet jardinière.

Fricassée de poulet au riz.

Marinade de volailles.

Oie farcie.

Gibier faisandé.

Canard et pigeon aux petits pois.

Lapereau blanquette.

Foie gras.

OEufs aux truffes.

Perdreau ou bécassine faisandés.

Aspic de foie gras.

OEufs sauce tomate.

Pâtés de viande marinée.

Pâtés de gibier.

POISSONS, COQUILLAGES
CRUSTACÉS, MOLLUSQUES, etc.

Permis

Tous les poissons, crustacés, mollusques, coquillages, etc., avec les réserves indiquées pour les menus des goutteux et graveleux, sauf pour les poissons gras *(Voir page 104)*.

Défendus

Mêmes défenses que pour les goutteux *(Voir page 105)*.

LÉGUMES & CONDIMENTS

Permis

Asperges.
Céleri.
Olives.
Chou-fleur (vinaigrette, barigoule).
Artichauts (rarement).
Pommes de terre (modérément).
Raves (peu).
Navets id.
Melon (très peu).
Champignons.
Epinards.
Chou vert
   » rouge.
   » frisé.
Choucroute.

Toutes les salades (peu vinaigrées).
Topinambours.
Scorsonères.
Salsifis.
Haricots verts.
Cardons.
Oignons.
Poireaux.
Courge.
Barbe de capucin.
Cornichons (peu).
Persil.
Cerfeuil.
Purées de légumes.
Chicorée, laitues cuites.

Défendus

Betteraves.	Choux de Bruxelles.
Pois cassés.	Chou pommé.
Petits pois verts.	Ail.
Juliennes.	Rhubarbe.
Raifort.	Lentilles.
Radis.	Haricots secs.
Cresson.	Fèves.
Concombre.	Pastèque.
Oseille.	Pois mange-tout.
Tomate.	Piments.
Carottes.	Câpres.
Farines de légumes.	Laitues farcies.
Riz.	Truffes.

POTAGES, PATES

Permis

Bouillon aux légumes.	Potage à la crème.
Pot-au-feu.	Potage maigre aux herbes.
Bouillon maigre.	Potage Bretonne.
Soupe aux poireaux.	Potage printanier (excepté carottes, pois).
Croûte au pot.	

Défendus

Pâtes.	Potage aux pois cassés.
Panades.	Potage Crécy.
Pâtes à frire.	Potage à la Reine.
Potage à la semoule grillée.	Potage Julienne.
Potage au riz.	Potage D'Artois.
Potage aux haricots.	Potage aux pâtes.

Potage Condé.	Bouillabaisse.
Potage Dustan.	Tapioca.
Potage Chantilly.	Sagou.
Potage à l'oseille, aux féculents.	Vermicelle.
	Salep.
Potage à la Lucullus.	Arrow-root.
Soupe aux poissons.	

SAUCES

Permises

Sauce mayonnaise.	Sauce hollandaise jaune.
» piquante.	» beurre noir.
» verte froide et chaude (rarement).	Court bouillon.
	Sauce remoulade.
» genevoise.	» ravigote.
» maître d'hôtel.	» matelote (rarement)
» hollandaise.	

Défendues

Sauce crevettes.	Sauce à la Victoria.
» tomates.	» hachée.
» ayoli.	» au beurre d'anchois.
» chasseur.	» aux homards.
» aux échalotes.	» kari.
» à la farine en général.	» veloutée.
» béarnaise.	» Béchamel.
» italienne.	» poulette.
» tartare.	» blanche.
» madère.	» blonde.
» brune.	Chapelures.
» Robert.	

FRUITS

Permis

Amandes.	Olives.
Noix.	Pistaches
Noisettes.	

Défendus

Pêches.	Cacao.
Pommes.	Chocolat.
Abricots.	Fruits confits.
Mirabelles.	Cerises.
Poires.	Raisins.
Fraises.	Prunes en général.
Framboises.	Nèfles.
Orange.	Ananas.
Mandarine.	Figues.
Citron.	Bananes.
Grenade.	Dattes.
Cassis.	Châtaignes.
Coings.	Compote de fruits.
Groseilles.	

DESSERTS, PATISSERIES & FROMAGES

Permis

Tous les fromages.

Défendus

Toutes les pâtisseries, les sucreries, sucres, etc., miel.

BOISSONS

Permises

Eau.

Eaux alcalines (Vittel Grande Source).

Vins rouges ou blancs (Bourgogne, Bordeaux, etc.).

Lait (sur avis du médecin).

Petit lait   id.

Lait écrémé   id.

Alcool (très peu).

Café.

Thé.

Défendues

Limonades sucrées.

Vins de Champagne.

Liqueurs fortes.

Cidre.

Vins acides

Bière.

Menus des Diabétiques

1er JOUR

Petit Déjeuner

Déjeuner

Diner

	Poids en grammes	Albuminoïdes	Graisses	Hydrates de carbone	Sels	Eau
Petit Déjeuner						
Décoction de thé (1 cuiller à café 5 g. p^r inf^n)	200	3.32	»	1.76	0.36	194.56
Déjeuner						
Pain des deux déjeuners	50	4.»	0.40	25.»	0.4	18.»
Limande frite	50	9.35	0.96	»	0.50	39.17
Pommes de terre purée	200	5.72	3.92	44.48	2.68	239.22
Filet de bœuf sauté aux champignons	100	17.94	15.55	»	0.78	65.11
Champignons	50	2.33	1.05	1.56	0.33	45.2
Gruyère	40	11.78	11.90	0.58	1.96	13.74
Vin blanc ou rouge	150	»	»	19.5	»	130.5
Eau	600	»	»	»	0.12	599.88
Beurre (50 gr. dont 20 absorbés)	20	0.16	16.62	»	0.03	3.»
Sel	5	»	»	»	5	»
Diner						
Pain	30	2.40	0.24	15.»	0.24	10.80
Potage maigre aux herbes	200	0.03	2.96	»	0.71	196.30
Chicorée cuite	200	2.92	0.26	3.16	1.56	188.26
Selle de mouton grillée saignante	100	16.62	28.61	0.54	0.93	53.31
Noix	40	6.28	22.96	5.20	0.8	2.84
Vin	150	»	»	19.5	»	130.5
Eau	600	»	»	»	0.12	599.88
Beurre (25 gr. dont 1/2 absorbé)	12.5	0.12	10.37	»	0.02	2.5
Sel	5	»	»	»	5	»
		82.97	115.80	136.28	21.54	2532.77
		cal. 305.32	cal. 1001.67	cal. 528.76		

1835 cal. 75

J'ai pris la viande la plus grasse possible, au lieu de prendre, comme dans les menus précédents, des viandes moyennes maigres: c'est ce qui explique les différences en albuminoïdes, graisses, que l'on peut rencontrer comparativement entre ces menus et ceux du diabète.

2e JOUR

Petit Déjeuner

Déjeuner

Dîner

	Poids en grammes	Albumi-noïdes	Graisses	Hydrates de carbone	Sels	Eau
Petit Déjeuner						
Thé	200	3.32	»	1.76	0.36	194.56
Déjeuner						
Pain des deux déjeuners	50	4.»	0.40	25.»	0.40	18.»
Huîtres	100	8.7	1.43	»	2.04	80.5
Céleri au jus	200	4.52	1.12	7.85	4.18	171.14
Côtelettes de mouton grillées	100	12.45	9.56	0.35	0.72	42.»
Gruyère	40	11.78	11.90	0.58	1.96	13.74
Vin blanc	150	»	»	19.5	»	130.5
Eau	600	»	»	»	0.12	599.88
Beurre (25 gr. dont 1/2 absorbé)	12.5	0.12	10.37	»	0.02	2.5
Sel	5	»	»	»	5	»
Dîner						
Pain	30	2.40	0.24	15.»	0.24	10.80
Pot-au-feu	300	2.8	0.2	0.03	0.7	296.27
Omelette aux herbes	100	28.99	31.64	1.25	1.62	136.53
Pommes de terre purée	200	5.72	3.92	44.48	2.68	239.22
Noix	40	6.28	22.96	5.20	0.8	2.84
Vin	150	»	»	19.5	»	130.5
Eau	600	»	»	»	0.12	599.88
Beurre (25 gr. dont 1/2 absorbé)	12.5	0.12	10.37	»	0.02	2.5
Sel	5	»	»	»	5	»
		91.20	104.11	140.50	25.98	2671.36
		cal. 335.61	cal. 900.55	cal. 545.14		

1781 cal. 30

3ᵉ JOUR

Petit Déjeuner

Déjeuner

Dîner

	Poids en grammes	Albuminoïdes	Graisses	Hydrates de carbone	Sels	Eau
Petit Déjeuner						
Thé	200	3.32	»	1.76	0.36	194.56
Déjeuner						
Pain des deux déjeuners	50	4.»	0.40	25.»	0.40	18.»
Goujons frits	100	15.94	1.02	0.44	1.38	81.20
Artichauts maître d'hôtel	200	7.44	0.72	28.60	1.53	161.70
Aloyau braisé	150	28.75	8.79	»	2.07	110.22
Fromage de Brie	25	4.74	6.46	0.20	1.13	12.44
Vin	150	»	»	19.5	»	130.5
Eau	600	»	»	»	0.12	599.88
Beurre (50 gr. dont 1/2 absorbé)	25	0.25	20.75	»	0.04	5.»
Sel	5	»	»	»	5.»	»
Dîner						
Pain	30	2.40	0.24	15.»	0.24	10.80
Potage aux poireaux	200	0.03	2.96	»	0.71	196.30
Cardons au beurre	100	1.1	0.5	14.1	1.»	82.»
Bifteck grillé	100	17.94	15.55	»	0.78	65.11
Amandes	50	12.1	26.80	4.»	1.45	2.70
Vin	150	»	»	19.5	»	130.5
Eau	600	»	»	»	0.12	599.88
Beurre (50 gr. dont 1/4 absorbé)	12.5	0.12	10.37	»	0.02	2.5
Sel	5	»	»	»	5	»
		98.13	94.56	128.10	21.35	2403.29
		cal. 361.11	cal. 817.94	cal. 497.02		

1676 cal. 07

4e JOUR

	Poids en grammes	Albumi-noïdes	Graisses	Hydrates de carbone	Sels	Eau
Petit Déjeuner						
Thé	200	3.32	»	1.76	0.36	194.56
Déjeuner						
Pain des deux déjeuners	50	4.»	0.40	25.»	0.40	18.»
Saumon sauce verte	100	P - 17.45 S - 2.68	P - 20.»» S - 25.23	P - 0.08 S - 0.08	P - 0.87 S - 0.28	P - 61.40 S - 12.13
Navets au jus	100	1.54	0.21	8.32	0.91	87.80
Canard aux navets	50	11.90	1.84	0.84	0.46	34.94
Fromage de Brie	25	4.74	6.46	0.20	1.13	12.44
Vin	150	»	»	19.5	»	130.5
Eau	600	»	»	»	0.12	599.88
Beurre (50 gr. dont 1/4 absorbé)	12.5	0.12	10.37	»	0.02	2.5
Sel	5	»	»	»	5	»
Dîner						
Pain	30	2.40	0.24	15.»	0.24	10.80
Soupe aux poireaux	200	0.03	2.96	»	0.71	196.30
Bœuf bouilli	50	17.55	1.»	»	0.45	28.45
Pommes de terre frites	100	1.3	0.45	20.»	1.»	76.»
Amandes	50	12.1	26.80	4.»	1.45	2.70
Vin	150	»	»	19.5	»	130.5
Eau	600	»	»	»	0.12	599.88
Beurre (25 gr. dont 1/2 absorbé)	12.5	0.12	10.37	»	0.02	2.5
Sel	5	»	»	»	5	»
		79.25	106.03	114.28	18.54	2201.28
		cal. 291.64	cal. 917.15	cal. 443.40		

1652 cal. 19

5ᵉ JOUR

Petit Déjeuner

Déjeuner

Diner

	Poids en grammes	Albumi-noïdes	Graisses	Hydrates de carbone	Sels	Eau
Petit Déjeuner						
Thé	200	3.32	»	1.76	0.36	194.56
Déjeuner						
Pain des deux déjeuners	50	4.»	0.40	25.»	0.40	18.»
Carpe sauce matelote	135	P - 15.71 S - 0.38	P - 4.77 S - 11.79	P - » S - 10.01	P - 0.54 S - 0.06	P - 78.90 S - 56.80
Cèpes bordelaise	100	4.9	0.65	0.6	0.83	90.6
Langue de bœuf braisée	150	25.65	27.45	»	1.5	95.70
Fromage de Brie	50	9.48	12.92	0.40	2.26	24.88
Vin	150	»	»	19.05	»	130.5
Eau	600	»	»	»	0.12	599.88
Beurre (50 gr. dont 20 gr. absorbés)	20	0.16	16.62	»	0.03	3.»
Sel	5	»	»	»	5	»
Diner						
Pain	30	2.40	0.24	15.»	0.24	10.80
Soupe aux oignons avec gruyère	300	3.21	8.17	4.92	0.32	315.12
Haricots verts	100	1.90	0.28	4.91	0.82	92.»
Salsifis frits	100	1.1	0.5	14.1	1.»	82.»
Salade de laitue	50	0.73	0.6	0.79	0.39	47.06
Vin	150	»	»	19.5	»	130.5
Eau	600	»	»	»	0.12	599.88
Beurre (75 gr. dont 1/3 absorbé)	25	0.25	20.75	»	0.04	5.»
Sel	5	»	»	»	5	»
		73.19	104.84	113.49	19.03	2575.18
		cal. 269.33	cal. 906.86	cal. 440.34		

1616 cal. 53

6e JOUR

Petit Déjeuner

Déjeuner

Diner

	Poids en grammes	Albumi- noïdes	Graisses	Hydrates de carbone	Sels	Eau
Petit Déjeuner						
Thé	200	3.32	»	1.76	0.36	194.56
Déjeuner						
Pain des deux déjeuners	50	4.»	0.40	25 »	0.40	18.»
Brochet mayonnaise	135	P - 9.47 S - 2.68	P - 9.33 S - 25.23	P - » S - 0.08	P - 0.54 S - 0.28	P - 39.75 S - 12.13
Asperges vinaigrette	50	0.65	0.15	3.73	0.20	45.25
Gigot de mouton rôti	100	17.11	5.77	»	1.33	75.99
Amandes	50	12.1	26.80	4.»	1.45	2.70
Vin	150	»	»	19.5	»	130.5
Eau	600	»	»	»	0.12	599.88
Beurre (25 gr. dont 1/2 absorbé)	12.5	0.12	10.37	»	0.02	2.5
Sel	5	»	»	»	5	»
Diner						
Pain	30	2.40	0.24	15.»	0.24	10.80
Potage maigre aux herbes	200	0.03	2.96	»	0.71	196.30
Pommes de terre au jus	100	1.3	0.15	20.»	1.»	76.»
Gigot de mouton froid	100	17.11	5.77	»	1.33	75.99
Gruyère	40	11.78	11.90	0.58	1.96	13.74
Vin	150	»	»	19.5	»	130.5
Eau	600	»	»	»	0.12	599.88
Beurre (50 gr. dont 1/4 absorbé)	12.5	0.12	10.37	»	0.02	2.5
Sel	5	»	»	»	5	»
		81.89	100.44	109.15	20.08	2226 97
		cal. 301.35	cal. 868.80	cal. 423.50		

1593 cal. 65

7ᵉ JOUR

Petit Déjeuner

	Poids en grammes	Albumi-noïdes	Graisses	Hydrates de carbone	Sels	Eau
Thé	200	3.32	»	1.76	0.36	194.56

Déjeuner

	Poids en grammes	Albumi-noïdes	Graisses	Hydrates de carbone	Sels	Eau
Pain des deux déjeuners	50	4.»	0.40	25.»	0.40	48.»
Sardines à l'huile	50	11.60	7.03	1.13	2.07	28.45
Pommes de terre frites	100	1.3	0.15	20.»	1.»	76.»
Rosbif à la broche	100	17.94	15.55	»	0.78	65.11
Amandes	50	12.1	26.80	4.»	1.45	2.70
Vin	150	»	»	19.5	»	130.5
Eau	600	»	»	»	0.12	599.88
Beurre (50 gr. dont 1/4 absorbé)	12.5	0.12	10.37	»	0.02	2.5
Sel	5	»	»	»	5	»

Diner

	Poids en grammes	Albumi-noïdes	Graisses	Hydrates de carbone	Sels	Eau
Pain	30	2.40	0.24	15.»	0.24	10.80
Croûte au pot	230	0.84	0.21	6.37	0.70	250.69
Chicorée cuite	250	3.65	0.32	3.95	1.95	235.32
Côtelettes d'agneau grillées	100	12.81	4.32	»	0.99	56.97
Fromage de Brie	50	9.48	12.92	0.40	2.26	24.88
Vin	150	»	»	19.5	»	130.5
Eau	600	»	»	»	0.12	599.88
Beurre (50 gr. dont 20 absorbés)	20	0.16	16.62	»	0.03	3.»
Sel	5	»	»	»	5	»
		79.72	94.93	116.61	22.49	2429.44
		cal. 293.36	cal. 821.14	cal. 452.44		

1566 cal. 94

8e JOUR

Petit Déjeuner

Déjeuner

Dîner

	Poids en grammes	Albuminoïdes	Graisses	Hydrates de carbone	Sels	Eau
Petit Déjeuner						
Thé	200	3.32	»	1.76	0.36	194.56
Déjeuner						
Pain des deux déjeuners	50	4.»	0.40	25.»	0.40	18.»
Truite mayonnaise	100	P - 17.52 S - 2.68	P - 0.74 S - 25.23	P - » S - 0.08	P - 0.80 S - 0.28	P - 80.50 S - 42.13
Epinards au jus	100	3.49	0.58	4.44	2.09	88.47
Veau rôti	100	18.88	7.41	0.07	1.33	72.31
Gruyère	40	11.78	11.90	0.58	1.96	13.74
Vin	150	»	»	19.5	»	130.5
Eau	600	»	»	»	0.12	599.88
Beurre (25 gr. dont 1/2 absorbé)	12.5	0.12	10.37	»	0.02	2.5
Sel	5	»	»	»	5	»
Dîner						
Pain	30	2.40	0.24	15.»	0.24	10.80
Consommé	200	2.»	0.32	0.34	1.04	196.30
Artichauts au gras	100	3.72	0.36	14.30	0.76	80.85
Veau froid	50	9.44	3.70	0.03	0.66	36.15
Noix	40	6.28	22.96	5.20	0.8	2.84
Vin	150	»	»	19.5	»	130.5
Eau	600	»	»	»	0.12	599.88
Beurre (25 gr. dont 1/2 absorbé)	12.5	0.12	10.37	»	0.02	2.5
Sel	5	»	»	»	5	»
		85.75	94.58	105.80	21.»	2272.41
		cal. 315.66	cal. 818.11	cal. 410 50		

1544 cal. 27

9e JOUR

Petit Déjeuner

Déjeuner

Dîner

	Poids en grammes	Albuminoïdes	Graisses	Hydrates de carbone	Sels	Eau
Lait écrémé	200	3.32	»	1.76	0.36	194.56
Pain des deux déjeuners	50	4.»	0.40	25.»	0.40	18.»
Sole frite	50	8.63	0.40	»	0.43	39.60
Choux-fleurs au beurre	200	4.96	0.68	9.10	1.66	181.78
Bifteck grillé saignant	125	22.42	19.43	»	0.97	81.38
Noisettes	50	8.70	31.30	3.61	1.24	3.55
Vin	150	»	»	19.5	»	130.5
Eau	600	»	»	»	0.12	599.88
Beurre (25 gr. dont 1/2 absorbé)	12.5	0.12	10.37	»	0.02	2.5
Sel	5	»	»	»	5	»
Pain	30	2.40	0.24	15.»	0.24	10.80
Potage bretonne	250	1.19	5.34	6.24	0.74	236.49
Veau aux épinards	50	9.44	3.70	0.03	0.66	36.15
Épinards	100	3.49	0.58	4.44	2.09	88.47
Gruyère	40	11.78	11.90	0.58	1.96	13.74
Vin	150	»	»	19.5	»	130.5
Eau	600	»	»	»	0.12	599.88
Beurre (50 gr. dont 1/4 absorbé)	12.5	0.12	10.37	»	0.02	2.5
Sel	5	»	»	»	5	»
		80.57	94.71	104.76	21.03	2370.28
		cal. 296.49	cal. 819.24	cal. 406.46		

1522 cal. 19

10ᵉ JOUR

	Poids en grammes	Albuminoïdes	Graisses	Hydrates de carbone	Sels	Eau
Petit Déjeuner						
Thé	200	3.32	»	1.76	0.36	194.56
Déjeuner						
Pain des deux déjeuners	50	4.»	0.40	25.»	0.40	48.»
Grenouilles frites	100	16.»	0.10	3.46	»	80.13
Choucroute garnie	200	3.78	0.40	9.74	2.46	179.94
Jambon et saucisses	100	20.53	23.75	14.70	8.14	32.86
Gruyère	40	11.78	11.90	0.38	1.96	13.74
Vin	150	»	»	19.5	»	130.5
Eau	600	»	»	»	0.12	599.88
Beurre ou graisse (50 gr. dont 20 absorbés)	20	0.46	16.62	»	0.03	3
Sel	5	»	»	»	5	»
Diner						
Pain	30	2.40	0.24	15.»	0.24	10.80
Potage bretonne	250	1.19	5.34	6.24	0.74	236.49
Laitue cuite	200	2.92	0.26	3.46	1.56	188.26
Veau rôti	100	18.88	7.41	0.07	1.33	72.31
Fromage de Brie	25	4.74	6.46	0.20	1.43	12.44
Vin	150	»	»	19.5	»	130.5
Eau	600	»	»	»	0.12	599.88
Beurre (25 gr. dont 1/2 absorbé)	12.5	0.12	10.37	»	0.02	2.5
Sel	5	»	»	»	5	»
		89.82	83.25	118.91	28.61	2305.79
		cal. 330.53	cal. 720.11	cal. 461.37		

1512 cal. 01

11e JOUR

Petit Déjeuner

Déjeuner

Diner

	Poids en grammes	Albumi-noïdes	Graisses	Hydrates de carbone	Sels	Eau
Petit Déjeuner						
Thé	200	3.32	»	1.76	0.36	194.56
Déjeuner						
Pain des deux déjeuners	50	4. »	0.40	25. »	0.40	18. »
Maquereau maître d'hôtel	100	19 36	8.08	»	1.36	71.20
Salsifis frits	100	1.1	0.5	14.1	1. »	82. »
Poulet rôti	100	19.72	1.42	1.27	1.37	76.22
Fromage de Brie	25	4.74	6.46	0.20	1.13	12.44
Vin	150	»	»	19.5	»	130.5
Eau	600	»	»	»	0.12	599.88
Beurre (50 gr. dont 20 absorbés)	20	0.16	16.62	»	0.03	3
Sel	5	»	»	»	5	»
Diner						
Pain	30	2.40	0.24	15. »	0.24	10.80
Consommé	200	2. »	0.32	0.34	1.04	196.30
Poulet froid	100	19.72	1.42	1.27	1.37	76.22
Haricots verts	150	2.85	0.42	7.36	1.23	138. »
Jambon cru	70	11.13	24.22	»	0.42	34.09
Gruyère	40	11.78	11.90	0.58	1.96	13.74
Vin	150	»	»	19.5	»	130.5
Eau	600	»	»	»	0.12	599.88
Beurre (25 gr. dont 1/2 absorbé)	12.5	0.12	10.37	»	0.02	2.5
Sel	5	»	»	»	5	»
		102.40	82.37	105.88	22.17	2389.83
		cal. 376.83	cal. 712.50	cal. 410.81		

1500 cal. 14

12ᵉ JOUR

	Poids en grammes	Albumi-noïdes	Graisses	Hydrates de carbone	Sels	Eau
Petit Déjeuner						
Thé	200	3.32	»	1.76	0.36	194.56
Déjeuner						
Pain des deux déjeuners	50	4.»	0.40	25.»	0.40	18.»
Céleri au jus	200	4.52	1.12	7.85	4.18	171.14
Côte de bœuf grillée	100	20.71	1.74	»	1.18	76.37
Fromage de Brie	50	9.48	13.92	0.40	2.26	24.88
Vin	150	»	»	19.5	»	130.5
Eau	600	»	»	»	0.12	599.88
Beurre (50 gr. dont 20 absorbés)	20	0.16	16.62	»	0.03	3.»
Sel	5	»	»	»	5	»
Dîner						
Pain	30	2.40	0.24	15.»	0.24	10.80
Potage maigre aux herbes	200	0.03	2.96	»	0.71	196.30
Deux œufs à la coque	60	13.75	13.32	0.58	1.23	81.03
Veau rôti	50	9.44	3.70	0.03	0.66	36.15
Amandes	50	12.1	26.80	4.»	1.45	2.70
Vin	150	»	»	19.5	»	130.5
Eau	600	»	»	»	0.12	599.88
Beurre (25 gr. dont 1/2 absorbé)	12.5	0.12	10.37	»	0.02	2.5
Sel	5	»	»	»	5.»	»
		80.03	91.49	93.62	22.96	2278.19
		cal. 294.51	cal. 788.79	cal. 363.24		

1446 cal. 54

13e JOUR

	Poids en grammes	Albumi-noïdes	Graisses	Hydrates de carbone	Sels	Eau
Petit Déjeuner						
Thé	200	3.32	»	1.76	0.36	194.56
Déjeuner						
Pain des deux déjeuners	50	4.»	0.40	25.»	0.40	18.»
Alose frite	100	18.76	9.43	»	1.35	70.44
Pommes de terre au beurre	100	1.3	0.15	20.»	1.»	76.»
Tête de veau vinaigrette	100	13.31	7.52	»	0.11	69.55
Gruyère	40	11.78	11.90	0.58	1.96	13.74
Vin	150	»	»	19.5	»	130.5
Eau	600	»	»	»	0.12	599.88
Beurre (50 gr. dont 20 absorbés)	20	0.16	16.62	»	0.03	3
Sel	5	»	»	»	5	»
Dîner						
Pain	30	2.40	0.24	15.»	0.24	10.80
Potage maigre aux herbes	200	0.03	2.96	»	0.71	196.30
Choux-fleurs au gras	150	3.72	0.51	6.82	1.24	136.33
Bœuf en miroton	50	17.5	4.»	»	0.45	28.45
Fromage de Brie	50	9.48	12.92	0.40	2.26	24.88
Vin	150	»	»	19.5	»	130.5
Eau	600	»	»	»	0.12	599.88
Beurre (50 gr. dont 20 absorbés)	20	0.16	16.62	»	0.03	3
Sel	5	»	»	»	5	»
		85.92	80.27	108.56	20.38	2305.51
		cal. 316.18	cal. 694.33	cal. 421.21		

1431 cal. 72

14ᵉ JOUR

Petit Déjeuner

Déjeuner

Dîner

	Poids en grammes	Albumi- noïdes	Graisses	Hydrates de carbone	Sels	Eau
Thé	200	3.32	»	1.76	0.36	194.56
Pain des deux déjeuners	50	4.»	0.40	25.»	0.40	18.»
Filet de sole à l'allemande	50	8.63	0.40	»	0.43	39.60
Cardons maître d'hôtel	100	1.1	0.5	14.1	1.»	82.»
Rognons de mouton sautés aux champignons	100	16.36	3.33	0.21	1.30	78.61
Champignons	100	4.67	2.10	3.13	0.46	91.»
Noix	40	6.28	22.96	5.20	0.8	2.84
Vin	150	»	»	19.5	»	130.5
Eau	600	»	»	»	0.12	599.88
Beurre (50 gr. dont 20 absorbés)	20	0.16	16.62	»	0.03	3.»
Sel	5	»	»	»	5	»
Pain	30	2.40	0.24	15.»	0.24	10.80
Consommé	125	1.»	0.16	0.17	0.52	123.15
Escalope de veau sur le gril	100	19.86	0.82	»	0.50	78.84
Artichauts cuits	100	3.72	0.36	14.30	0.76	80.85
Gruyère	40	11.78	11.90	0.58	4.96	13.74
Vin	150	»	»	19.5	»	130.5
Eau	600	»	»	»	0.12	599.88
Beurre (25 gr. dont 1/2 absorbé)	12.5	0.12	10.37	»	0.02	2.5
Sel	5	»	»	»	5	»
		83.60	70.46	118.45	19.02	2280.25
		cal. 307.64	cal. 606.88	cal. 459.58		

1374 cal. 10

15ᵉ JOUR

Petit Déjeuner

Déjeuner

Diner

	Poids en grammes	Albumi-noïdes	Graisses	Hydrates de carbone	Sels	Eau
Petit Déjeuner						
Thé	200	3.32	»	1.76	0.36	194.56
Déjeuner						
Pain des deux déjeuners	50	4.»	0.40	25.»	0.40	18.»
Carpe frite	135	15.71	4.77	»	0.54	78.90
Cèpes bordelaise	200	9.8	1.30	0.12	1.66	181.20
Pieds de veau sauce vinaigrette	100	18.88	7.40	0.06	1.32	72.30
Gruyère	40	11.78	11.90	0.58	1.96	13.74
Vin	150	»	»	19.5	»	130.5
Eau	600	»	»	»	0.12	599.88
Beurre (50 gr. dont 20 absorbés)	20	0.16	16.62	»	0.03	3.»
Sel	5	»	»	»	5	»
Diner						
Pain	30	2.40	0.24	15.»	0.24	10.80
Potage maigre aux herbes	200	0.03	2.96	»	0.71	196.30
Chicorée cuite	200	2.92	0.26	3.16	1.56	188.26
Rognons de mouton sautés au beurre	100	16.56	3.33	0.21	1.30	78.61
Fromage de Cantal	30	7.35	11.41	»	1.32	10.86
Vin	150	»	»	19.5	»	130.5
Eau	600	»	»	»	0.12	599.88
Beurre (50 gr. dont 20 absorbés)	20	0.16	16.62	»	0.03	3.»
Sel	5	»	»	»	5	»
		93.07	77.21	84.89	21.67	2510.29
		cal. 342.49	cal. 667.86	cal. 329.37		

1339 cal. 72

IX

Régime des Obèses

C'est du milieu du dernier siècle que datent les recherches sur cette question ; depuis, on connaît mieux les relations de l'obésité avec l'arthritisme et l'herpétisme, et l'on s'est attaché alors à donner de l'obésité un traitement rationnel et physiologique, répudiant complètement les pratiques médicamenteuses si dangereuses pour les malades.

D'après Debove (1), le traitement de l'obésité comprend deux périodes : l'une d'alimentation insuffisante, l'autre de régulation volontaire. La première consiste en une alimentation insuffisante à couvrir la dépense de l'organisme ; il évalue à 43 calories par kilogramme la chaleur fournie par l'alimentation, ce qui ferait, pour un homme de 70 kil., poids moyen généralement admis, 3.010 calories nécessaires, tandis que A. Gautier évalue la quantité à 2.200 calories pour un homme au repos, de 67 kil. poids moyen. Debove recommande, pour faire maigrir un sujet, de le mettre à une ration insuffisante, sans qu'il souffre de la faim et sans qu'il éprouve le moindre trouble général. Il conseille d'avoir recours à des aliments « dont la valeur thermique est peu élevée, même sous un volume considérable, tel le lait écrémé coupé d'eau, les légumes verts (choux, épinards, salades), les fruits frais ». L'alimentation avec les végé-

____

(1) Debove, *Sem. méd.*, 13 mars 1901. — Traitement de l'obésité.

taux frais et la viande crue permet aux malades de supporter plus facilement l'alimentation insuffisante, sans qu'on puisse en donner l'explication. Il laisse boire les malades à volonté, car il ne faut jamais diminuer la quantité qui entraîne les produits de combustion de l'organisme et qui, en étant insuffisante, diminuerait la quantité des urines et risquerait de provoquer des crises de colique néphrétique. L'eau n'engraisse pas (1). Il n'en est pas moins vrai que les gens soumis au régime sec maigrissent parce que, privés de boissons, ils mangent moins. Le malade dont parle Debove dans sa communication refusa le lait et ne se nourrit que de légumes verts et de fruits à discrétion. Pendant l'été, il se livra à une véritable débauche de fruits nouveaux ; quand il avait faim dans la rue, dit-il, il mangeait une orange ou une banane ; il buvait du thé léger avec de l'eau ; avant chaque repas, il prenait 10 gouttes de teinture d'aloès pour entretenir la liberté du ventre. Dans l'espace de deux mois, il diminue de 22 livres. A ce moment, il permet le bouillon dégraissé et le café ; deux mois ensuite, diminution nouvelle de 24 livres. Trois mois après, nouvelle diminution de 35 livres. Il cite en outre le cas d'un médecin qui a maigri en 14 mois de plus de 30 kg. après s'être astreint au régime suivant :

Petit déjeuner. — Tasse de thé au lait.

Déjeuner. — Une ou deux tranches de viande, un peu de légume ou de salade, 100 à 150 gr. de pain, un peu de fromage, fruits, café noir sans sucre.

Dîner. — 1/2 litre lait chaud sucré, 30 à 50 gr. de pain, fruits.

Le seul inconvénient n'aurait été que des crises d'hyperchlorhydrie cédant aux alcalins.

La seconde période de régulation volontaire tient tout entière

---

(1) **Debove** et Flamand, déc. et mars 1885-86. — Influence de l'eau sur la nutrition.

dans la volonté du malade et les constatations qu'il peut faire par les pesées.

L'éminent doyen passe ensuite en revue l'action de l'hydrothérapie, des eaux minérales, dans le traitement de l'obésité ; il nie l'influence de l'hydrothérapie et conteste l'influence des eaux minérales. Cette assertion me paraît un peu exagérée ; car les faits que je puis observer annuellement démentent formellement cette opinion, non pas que l'on obtienne une diminution de poids aussi rapide qu'avec le régime, mais il est un fait d'observation personnelle que je puis appuyer de quelques centaines d'observations, c'est que l'action combinée de l'hydrothérapie, du massage et des eaux minérales produit toujours une diminution de poids que j'ai vue s'élever, dans l'espace de 21 jours, de 1 kil. à 7 kil., et souvent chez des malades qui étaient loin d'être un exemple de docilité quant à l'observation du régime. Et en somme pourquoi écarter les eaux minérales, au moins celles du genre Vittel ? N'ont elles pas au moins cet avantage précieux, la diurèse, qui va entraîner au dehors tous les déchets qui se produisent à la faveur du régime ? Car, s'il est reconnu que l'obésité est le résultat d'un trouble nerveux primitif ou secondaire, dont les conséquences deviennent fatalement, outre l'obésité, mais le plus souvent la goutte, l'uricémie, la lithiase rénale, etc., que l'uricémie ou l'accumulation urique sont par elles-mêmes un nouveau trouble, une gêne nouvelle apportée au système nerveux en favorisant l'encombrement des centres, en gênant la circulation, etc., les eaux alcalines du genre Vittel sont tout indiquées pour lutter contre ces désordres. D'ailleurs, tous les obèses sont des uricémiques qui éliminent des quantités considérables d'acide urique ; le rôle des eaux sera de les débarrasser de l'acide urique en excès et d'accroître encore notablement le chiffre des oxydations ; ce sont là des considérations sérieuses qui prouvent sans conteste l'utilité des eaux minérales alcalines (Vittel). C'est aussi l'avis de A. Gautier.

Je laisse de côté la médication thyroïdienne, que je considère comme dangereuse.

La question de l'eau chez les obèses a été aussi étudiée par A. Robin. Pour la juger, il a comparé le poids de l'urée au poids total des matériaux solides éliminés par l'urine et il en conclut que l'addition au régime d'une grande quantité d'eau accroît les oxydations sans augmenter la désintégration organique. Donc, on peut devenir gras de deux façons, ou parce que l'assimilation augmente, ou parce que la désassimilation diminue. Le dosage de l'urée est le seul moyen de le constater. Le chiffre de l'urée étant stationnaire, il faut calculer le coefficient d'oxydation ; si le taux de l'urée s'élève, on se trouve en face d'un obèse par excès d'assimilation (alors privation d'eau et de liquides) ; s'il diminue, on a un obèse par défaut de désassimilation (eau et liquides permis).

Ces données ne sauraient constituer une règle qui rencontre dans la pratique de fréquents démentis. Je crois qu'il est plus logique d'admettre qu'étant donné le rôle du système nerveux il reste encore autant de variantes que de tempéraments et d'individus différents ; que, s'il est permis d'établir des règles générales, telles qu'alimentation insuffisante, etc., la question de l'eau doit être réservée ; j'ajouterai encore que l'on peut la limiter, mais non la supprimer (Debove en a exprimé judicieusement les dangers) ; qu'il faut tenir compte des conditions d'âge, de tempérament, de sexe, de l'individu, de ses antécédents et de son genre de vie, des relations de l'obésité avec une foule de maladies qui en modifient et l'aspect et la marche ; que, si le contrôle urinaire est excellent, il n'en est pas moins nécessaire, au début d'un traitement, de surveiller l'influence du régime tous les 8 jours par des pesées répétées, de tenir compte de la diathèse et de mesurer les exigences du régime (eau, alimentation, etc.) aux résultats obtenus par le double contrôle des pesées et des urines. La variabilité des individus, des tempéraments et de la valeur du système nerveux individuel est un obstacle sérieux à une réglementation fixe dans le traitement de l'obésité ; néanmoins j'exposerai plus loin les règles générales qu'il est bon de suivre.

Parmi les régimes les plus connus, il faut citer celui de Dancel, le créateur de la méthode de la restriction des boissons, les régimes de Harvey-Banting, d'Estein, d'Œrtel, de Vogel, de Schvenninger, de Dujardin-Beaumetz, de Bouchard et enfin de G. Sée, le seul partisan, avec Debove, de la tolérance plus ou moins large des liquides.

On peut dire de ces régimes qu'ils ont tous une raison d'être, qu'ils répondent tous à un besoin, à une nécessité spéciale, suivant le point de vue auquel les auteurs se sont placés, et que leur diversité comme leurs divergences, provenant d'hommes éminents, prouvent combien j'avais raison en disant que la différence des tempéraments est un obstacle à une réglementation profonde et que, hormis certaines règles générales qui peuvent constituer le fond des régimes, chaque cas individuel en commande les indications spéciales. D'ailleurs, les principales règles du régime que j'institue contiendront les réserves de l'arthritisme, puisque les malades qui nous arrivent à la station sont surtout des arthritiques obèses ; mais il faudra aussi tenir compte du coefficient d'oxydation quant à l'urée et des modifications de poids pour les modifications du régime.

En règle générale, diminution considérable des graisses, réduction des hydrates de carbone environ au quart de la valeur alimentaire d'un individu au repos, albuminoïdes en quantité normale.

On peut ajouter que, même avec cette réduction d'hydrates de carbone, l'utilisation intestinale est toujours imparfaite ; c'est ainsi que, après l'ingestion de chou vert, 15 % de matières fixes restent dans les fèces, de même 18 % de l'azote total, 15 % des hydrates de carbone ; 6 % des corps gras échappent à l'absorption intestinale. Il en est à peu près de même pour les autres légumes verts. Le régime suivant constitue donc réellement une diminution sérieuse du côté des corps gras ou des aliments qui peuvent fournir des graisses.

Bouchard recommande d'augmenter les acides végétaux en donnant les végétaux verts et les fruits; la proscription des légumes secs est admise par tous les médecins; — mais je suis d'avis que, tout en prescrivant les légumes verts dont la liste est suffisamment longue, il est nécessaire chez les malades, arthritiques avérés, qui viennent à la station, de ne pas insister sur certains légumes dont j'ai fait l'exclusion dans le régime des goutteux et des graveleux; là surtout il faut tenir compte de l'analyse des urines (acide urique et urée).

Avec Bouchard aussi, je pense que la suppression des boissons est une erreur chez ces malades et j'ajouterai un danger chez les obèses uricémiques; que, si ces malades maigrissent par ce moyen, c'est parce qu'ils enlèvent l'eau de leurs tissus, amaigrissement factice, qui cède vite la place à l'embonpoint, parce que ces malades n'ont perdu que de l'eau et pas de graisses. Je suis partisan de laisser boire les malades modérément, mais surtout proportionnellement au coefficient d'oxydation et suivant les nécessités d'excrétion réclamées pour ainsi dire par le dosage des urines.

C'est d'ailleurs aussi sous cette condition de parenté avec l'arthritisme que A. Gautier envisage l'obésité. Il préconise le système de A. Robin, qui est en concordance directe avec les faits, c'est à dire de réduire au minimum le pain, les aliments amylacés et de supprimer presque totalement les corps gras, de remplacer ceux-ci par des salades, du cresson, des légumes herbacés cuits à l'eau salée, additionnés seulement de 15 à 20 gr. de beurre frais. Un ou deux verres d'eau rougie aux repas ou de thé léger et sans sucre. Je donne un verre d'eau rougie par 50 gr. de vin seulement, à chaque repas, parce que l'alcool

engraisse ; cette quantité de boisson réduite est largement suffisante, parce que l'individu trouve encore dans ses aliments un
large supplément d'eau.

En somme, peu ou pas de mets épicés, pas de condiments,
ni de café, ni d'alcool. Parmi les aliments, la viande doit être
la moins grasse possible, de préférence crue, saignante et sur
le gril, bouillie et salée ; les poissons maigres (aiglefin, sole,
brochet, etc.) seront permis à l'exclusion des poissons gras. On
peut autoriser les fromages de lait écrémé, les œufs modérément, ou même les supprimer totalement (A. Gautier) en les
remplaçant par du fromage cuit (gruyère, hollande) ou 250 gr.
de légumes verts. Je suis partisan de la suppression totale des
œufs, le foie participant généralement au désordre de la nutrition, sous forme d'insuffisance fonctionnelle, même à défaut
d'autres symptômes, tels que congestion, lithiase hépatique, etc.
J'interdis le jambon, qui contient trop de graisses. Défendus
aussi les légumes en grains, haricots, pois, fèves. Je m'arrête,
comme limite pour les légumes permis, à 4 0/0 de matières
sucrées, excepté pour les navets, autorisés une fois à titre de
changement, et pour les oignons, qui ne contiennent que 2,06 0/0
de sucre sur 13,69 de matières extractives, amylacées, relevées
par l'analyse, et encore on ne trouve pas chez eux, comme chez
le poireau, d'amidon ordinaire. La quantité de beurre à employer
pour la cuisson ne doit pas être supérieure aux quantités
indiquées dans les menus.

Quant aux fruits, j'interdis et ceux qui sont trop riches en
graisses (amandes, noix, noisettes, etc.) et ceux qui sont trop
riches en sucre (raisins, etc.).

Pour le reste des prescriptions, à part les aliments que j'ai
signalés pouvant être permis, s'en rapporter à toutes les indications du régime de l'arthritisme (goutteux et graveleux). Le lait
écrémé, le vin blanc ou rouge indifféremment sont permis.
Voir au tableau.

Pour le calcul des menus, j'ai pris pour les obèses, non plus la même catégorie de viande que dans les menus précédents, mais j'ai choisi des viandes maigres (bœuf et veau, viande maigre, etc.), ce qui explique les différences que l'on peut trouver, pour un même poids donné, comparativement avec les menus précédents.

J'ai laissé, malgré le fond arthritique des malades, un peu de place aux mets épicés, pour varier la monotonie des régimes, si difficilement acceptés par les malades, qui s'en lassent trop vite ; il est bien entendu que les sauces vinaigrette, comme les salades, doivent contenir peu de vinaigre comme peu d'huile.

Je me suis attaché à la normale ou très près de celle-ci pour la quantité des sels minéraux journellement indispensables ; de même pour l'eau, qui varie de 1.400 à 1.700 gr. par jour ; avec celle qui provient des aliments, elle est largement suffisante pour éviter cette accumulation urique que craindrait Debove ; elle est généralement inférieure de plus d'un tiers au chiffre normal (2.450 gr.), ce qui ne facilite pas l'embonpoint.

Il en est de même pour le nombre total de calories fournies par les aliments ; là, surtout je me suis attaché à me tenir dans des limites qui varient de 800 à 1.000 calories journalières, de façon à obliger l'obèse à brûler ses réserves de graisse.

En somme, dans ces menus, dont la progression est décroissante, il y a suffisamment d'eau pour éviter l'encombrement urique, suffisamment de sels pour éviter la déminéralisation, suffisamment d'albumines pour remplacer les pertes ; le déficit seul porte sur les graisses ou les hydrates de carbone pouvant en fournir.

J'ai obtenu d'excellents résultats de ces prescriptions.

Les menus ci-joints répondent à l'élément arthritique et à la phase du traitement que Bouchard appelle si justement période de réduction.

VIANDES

Permises

Toutes les viandes à l'exception des viandes trop grasses et des graisses, ou des mets trop épicés, trop gras.

Tous les poissons maigres.

Défendus

Porc.
Lard.
Jambon.
Charcuterie.
Andouillettes.
Boudin.
Saucisses.
Foie gras.
Pieds de veau.
Tête de veau.
Viandes marinées.
Tripes à la mode de Caen.
Boulettes de bœuf.
Viandes farcies.
Ris de veau.
Abats.
Langue de bœuf.
Cervelles.
Foies en général.
Oreilles.
Pieds de cochon.

Coquilles de volailles.
Poulet au kari, à la tartare, à l'estragon, au beurre d'écrevisses.
Dinde truffée.
Salmis de pigeon.
Gibier faisandé.
Crépinettes.
Œufs.
Pâté de gibier.
Terrines.
Timbales.
Poissons gras.
Rouget.
Bouillabaisse.
Soupe de poissons.
Langoustes.
Homards.
Crevettes.
Sardines à l'huile.

LÉGUMES

Permis

Asperges (peu).
Céleri cuit.
Poireaux.
Choux-fleurs.
Choux de Bruxelles (très rarement).
Radis.
Navets (rarement).
Salsifis.
Cardons.
Laitue.
Chicorée.

Mâches.
Pissenlits.
Scorsonère.
Epinards (rarement).
Oignons.
Champignons.
Haricots verts en cosse (rarement).
Cresson.
Persil.
Cerfeuil.
Artichauts.

Défendus

Betteraves.
Julienne.
Pois.
Farines de légumes.
Raifort.
Lentilles.
Haricots secs.
Pois cassés.
Haricots rouges.
Fèves.
Melon.
Pastèque.
Haricots blancs à la crème.

Oseille.
Rhubarbe.
Pois mange-tout.
Ail.
Tomate.
Aubergine.
Piment.
Concombre.
Cornichons.
Câpres.
Pois au lard.
Artichaut barigoule.
Laitues farcies, aux tomates

Echalotes.	Potiron.
Truffes.	Riz.
Carottes.	Chou cabus.
Pommes de terre.	Choucroute.
Courge.	

POTAGES — PATES

Permis

Bouillon aux légumes verts (sans farineux).	Potage printanier (excepté pois, carottes).
Bouillon maigre.	Croûte au pot.
Potage maigre aux herbes.	Potage au lait (peu).
Soupe aux poireaux.	

Défendus

Panades.	Potage à l'oseille.
Potage à la semoule grillée.	» aux féculents.
» au riz.	» à la Lucullus.
» aux haricots.	Soupe aux poissons.
» aux pois cassés.	Bouillabaisse.
» Crécy.	Pâtes.
» à la reine.	Macaronis.
» Julienne.	Nouilles.
» d'Artois.	Tapioca.
» aux pâtes.	Sagou.
» Condé.	Vermicelle.
» Dustan.	Salep.
» Chantilly.	Arrow-root.

SAUCES

Permises

Sauce veloutée (rarement).	Sauce vinaigrette (peu épicé).
» au jus.	» Madère (rarement).
» hollandaise c. bouillon.	

Défendues

Sauce crevettes.	Sauce Robert.
» tomate.	» Genevoise.
» remoulade.	» à la Victoria.
» mayonnaise.	» hachée.
» chasseur.	» au beurre d'anchois.
» aux échalotes.	» aux homards.
» ravigotte.	» kari.
» Béarnaise.	» maître d'hôtel.
» Italienne.	» matelote.
» verte.	» Béchamel.
» Tartare.	» poulette.
» bise.	» blanche.
» brune.	» blonde.

FRUITS

Permis

Cerises (peu).	Pommes (peu).
Mirabelles (peu).	Poires.
Reine-Claude (peu).	Nèfles.
Pêches.	Framboises.
Abricots.	Coings.
Fraises (très peu).	

Défendus

Raisins.
Pruneaux.
Poires tapées.
Pommes tapées.
Raisins secs.
Figues.
Dattes.
Compotes de fruits en général.
Oranges.
Grenades.

Bananes.
Noix.
Noisettes.
Amandes.
Châtaignes.
Olives.
Citrons.
Cacao.
Chocolat.

DESSERTS — FROMAGES

Permis

Fromages de lait écrémé.
Fromages cuits.

Gruyère.
Hollande (en général peu).

Défendus

Pâtisseries.
Sucres.

Sucreries.

BOISSONS

Permises

Eau.
Eaux alcalines (Vittel).
Vin blanc ou rouge.

Thé léger.
Lait écrémé (peu).

Défendues

<table>
<tr><td>Vins acides.</td><td>Cidre.</td></tr>
<tr><td>Vins généreux</td><td>Café.</td></tr>
<tr><td>Vins mousseux.</td><td>Lait pur.</td></tr>
<tr><td>Liqueurs.</td><td>Crème.</td></tr>
<tr><td>Alcool.</td><td>Boissons sucrées</td></tr>
<tr><td>Bière.</td><td></td></tr>
</table>

Menus des Obèses

1er JOUR

Petit Déjeuner

Déjeuner

Dîner

	Poids en grammes	Albuminoïdes	Graisses	Hydrates de carbone	Sels	Eau
Petit Déjeuner						
Tasse de thé sans sucre	200	3.32	»	1.76	0.36	194.56
Pain	10	0.8	0.08	5.»	0.08	3.6
Déjeuner						
Pain	40	3.20	0.32	20.»	0.32	14.40
Petite marmite	230	0.84	0.21	6.37	0.70	161.19
Cardons au jus	100	1.1	0.5	14.1	1.»	82.»
Rosbif à la broche	100	19.17	5.86	»	1.38	73.48
Mirabelles	50	0.19	»	1.98	»	39.70
Vin	50	»	»	6.5	»	43.5
Eau	200	»	»	»	0.04	199.96
Beurre (20 gr. dont 1/4 absorbé)	5	0.04	4.15	»	0.007	0.75
Sel	5	»	»	»	5.»	»
4 h. Thé sans sucre avec lait écrémé	100	1.66	»	0.88	0.18	97.28
Lait écrémé	100	4.03	1.09	4.04	0.72	90.12
Dîner						
Pain	40	3.20	0.32	20.»	0.32	14.40
Bœuf bouilli	150	52.65	3.15	»	1.35	85.35
Artichauts au jus	200	7.44	0.72	28.60	1.53	161.70
Fromage de Brie	25	4.74	6.46	0.20	1.13	12.44
Vin	50	»	»	6.5	»	43.5
Eau	200	»	»	»	0.04	199.96
Beurre (20 gr. dont 1/4 absorbé)	5	0.04	4.15	»	0.007	0.75
Sel	5	»	»	»	5	»
		102.42	27.01	115.93	19.164	1510.64
		cal. 376.90	cal. 233.63	cal. 449.80		

1060 cal. 33

2e JOUR

Petit Déjeuner

Déjeuner

Dîner

	Poids en grammes	Albuminoïdes	Graisses	Hydrates de carbone	Sels	Eau
Petit Déjeuner						
Tasse de thé sans sucre	200	3.32	»	1.76	0.36	194.56
Pain	10	0.8	0.08	5.»	0.08	3.6
Déjeuner						
Pain	40	3.20	0.32	20.»	0.32	14.40
Brochet frit	135	18.35	0.66	»	1.08	79.50
Canard aux navets	150	35.70	5.53	2.53	1.30	104.83
Navets	200	3.08	0.42	16.64	1.82	175.6
Pêches	50	0.32	»	2.24	»	40.»
Vin	50	»	»	6.5	»	43.5
Eau	200	»	»	»	0.04	199.96
Beurre (20 gr. dont 1/4 absorbé)	5	0.04	4.15	»	0.007	0.75
Sel	5	»	»	»	5	»
4 h. Thé sans sucre avec lait écrémé	100	1.66	»	0.88	0.18	97.28
Lait écrémé	100	4.03	1.09	4.04	0.72	90.12
Dîner						
Pain	40	3.20	0.32	20.»	0.32	14.40
Chicorée cuite	200	2.92	0.26	3.16	1.56	188.26
Côtelettes de mouton grillées	150	21.48	12.82	»	2.70	113.25
Poires	100	0.36	»	8.26	»	83.8
Vin	50	»	»	6.5	»	43.5
Eau	200	»	»	»	0.04	199.96
Beurre (20 gr. dont 1/4 absorbé)	5	0.04	4.15	»	0.007	0.75
Sel	5	»	»	»	5	»
		98.70	29.80	97.51	20.534	1688.2
		cal. 363.21	cal. 247.77	cal. 378 33		

989 cal. 31

3e JOUR

Petit Déjeuner

Déjeuner

Diner

	Poids en grammes	Albumi-noïdes	Graisses	Hydrates de carbone	Sels	Eau
Petit Déjeuner						
Tasse de thé sans sucre	200	3.32	»	1.76	0.36	194.56
Pain	10	0.8	0.08	5.»	0.08	3.6
Déjeuner						
Pain	40	3.20	0.32	20.»	0.32	14.40
Sole frite	100	17.26	0.81	»	0.87	79.20
Artichauts au jus	100	3.72	0.36	14.30	0.76	80.85
Lapin sauté	100	16.8	7.32	0.54	0.87	16.7
Cerises	50	0.22	»	5.42	»	39.90
Vin	50	»	»	6.5	»	43.5
Eau	200	»	»	»	0.04	199.96
Beurre (50 gr. dont 10 absorbés)	10	0.08	8.30	»	0.01	1.50
Sel	5	»	»	»	5	»
4 h. Thé sans sucre avec lait écrémé	100	1.66	»	0.88	0.18	97.28
Lait écrémé	100	4.03	1.09	4.04	0.72	90.12
Diner						
Pain	40	3.20	0.32	20.»	0.32	14.40
Potage maigre aux herbes	200	0.03	2.96	»	0.71	196.30
Bifteck grillé	150	31.06	2.61	»	1.77	114.55
Gruyère	25	7.37	7.46	0.38	1.23	8.59
Vin	50	»	»	6.5	»	43.5
Eau	200	»	»	»	0.04	199.96
Beurre (20 gr. dont 1/4 absorbé)	5	0.04	4.15	»	0.007	0.75
Sel	5	»	»	»	5	»
		92.79	35.78	85.02	18.287	1439.62
		cal. 344.48	cal. 309.49	cal. 329.87		

980 cal. 84

4ᵉ JOUR

	Poids en grammes	Albuminoïdes	Graisses	Hydrates de carbone	Sels	Eau
Petit Déjeuner						
Tasse de thé sans sucre	200	3.32	»	1.76	0.36	194.56
Pain	10	0.8	0.08	5.»	0.08	3.6
Déjeuner						
Pain	40	3.20	0.32	20.»	0.32	14.40
Huîtres	50	4.3	0.71	»	1.02	40.2
Gigot de mouton rôti	150	26.28	7.84	0.6	1.87	112.35
Epinards	100	3.49	0.58	4.44	2.09	88.47
Poires	100	0.36	»	8.26		83.8
Vin	50	»	»	6.5	»	43.5
Eau	200	»	»	»	0.04	199.96
Beurre (20 gr. dont 1/4 absorbé)	5	0.04	4.15	»	0.007	0.75
Sel	5	»	»	»	5	»
4 h. Thé sans sucre avec lait écrémé	100	1.66	»	0.88	0.18	97.28
Lait écrémé	100	4.03	1.09	4.04	0.72	90.12
Dîner						
Pain	40	3.20	0.32	20.»	0.32	14.40
Salsifis au jus	100	1.1	0.5	14.1	1.»	82.»
Gigot froid	150	26.28	7.84	0.6	1.87	112.35
Gruyère	25	7.37	7.46	0.38	1.23	8.59
Vin	50	»	»	6.5	»	43.5
Eau	200	»	»	»	0.04	199.96
Beurre (20 gr. dont 1/4 absorbé)	5	0.04	4.15	»	0.007	0.75
Sel	5	»	»	»	5	»
		85.47	35.04	93.06	21.154	1430.54
		cal. 314.52	cal. 303.09	cal. 361.07		

978 cal. 68

5e JOUR

	Poids en grammes	Albumi-noïdes	Graisses	Hydrates de carbone	Sels	Eau
Petit Déjeuner						
Tasse de thé sans sucre	200	3.32	»	1.76	0.36	194.56
Pain	10	0.8	0.08	5.»	0.08	3.6
Déjeuner						
Pain	40	3.20	0.32	20.»	0.32	14.40
Raie au beurre noir	100	22.08	0.45	»	0.17	76.40
Cardons au jus	100	1.1	0.5	14.1	1.»	82.»
Veau rôti	150	29.79	1.23	»	0.75	118.26
Pêches	50	0.32	»	2.24	»	40.»
Vin	50	»	»	6.5	»	43.5
Eau	200	»	»	»	0.04	199.96
Beurre (50 gr. dont 10 gr. absorbés)	10	0.08	8.30	»	0.01	1.50
Sel	5	»	»	»	5	»
4 h. Thé sans sucre avec lait écrémé	100	1.66	»	0.88	0.18	97.28
Lait écrémé	100	4.03	1.09	4.04	0.72	90.12
Diner						
Pain	40	3.20	0.32	20.»	0.32	14.40
Veau froid au cresson	150	29.79	1.23	»	0.75	118.26
Scorsonère au jus	100	1.1	0.5	14.1	1.»	82.»
Fromage de Brie	25	4.74	6.46	0.20	1.13	12.44
Vin	50	»	»	6.5	»	43.5
Eau	200	»	»	»	0.04	199.96
Beurre (20 gr. dont 1/4 absorbé)	5	0.04	4.15	»	0.007	0.75
Sel	5	»	»	»	5	»
		105.25	24.63	95.32	16.877	1462.89
		cal. 387.32	cal. 213.04	cal. 369.84		

970 cal. 20

6e JOUR

Petit Déjeuner

Déjeuner

Diner

	Poids en grammes	Albumi- noïdes	Graisses	Hydrates de carbone	Sels	Eau
Petit Déjeuner						
Tasse de thé sans sucre	200	3.32	»	1.76	0.36	194.56
Pain	10	0.8	0.08	5. »	0.08	3.6
Déjeuner						
Pain	40	3.20	0.32	20. »	0.32	14.40
Bœuf bouilli	150	52.65	3.15	»	1.35	85.35
Artichauts au jus	100	3.72	0.36	14.30	0.76	80.85
Gruyère	25	7.37	7.46	0.38	1.23	8.59
Vin	50	»	»	6.5	»	43.5
Eau	200	»	»	»	0.04	199.96
Beurre (20 gr. dont 1/4 absorbé)	5	0.04	4.15	»	0.007	0.75
Sel	5	»	»	»	5	»
4 h. Thé sans sucre avec lait écrémé	100	1.66	»	0.88	0.18	97.28
Lait écrémé	100	4.03	1.09	4.04	0.72	90.12
Diner						
Pain	40	3.20	0.32	20. »	0.32	14.40
Escalope de veau sur le gril	150	29.79	1.23	»	0.75	118.26
Salsifis frits	100	1.1	0.5	14.1	1	82. »
Vin	50	»	»	6.5	»	43.5
Eau	200	»	»	»	0.04	199.96
Beurre (20 gr. dont 1/4 absorbé)	5	0.04	4.15	»	0.007	0.75
Sel	5	»	»	»	5	»
		110.92	22.81	93.46	17.164	1277 83
		cal. 408.18	cal. 197.30	cal. 362.62		

968 cal. 10

7ᵉ JOUR

	Poids en grammes	Albumi- noïdes	Graisses	Hydrates de carbone	Sels	Eau
Petit Déjeuner						
Tasse de thé sans sucre	200	3.32	»	1.76	0.36	194.56
Pain	10	0.8	0.08	3. »	0.08	3.6
Déjeuner						
Pain	40	3.20	0.32	20. »	0.32	14.40
Brochet frit	135	18.35	0.66	»	1.08	79.50
Céleri au jus	200	4.52	1.12	7.85	4.18	171.14
Côte de bœuf sur le gril	150	31.06	2.61	»	1.77	114.55
Fraises	50	0.27	»	3.14	0.40	43.8
Vin	50	»	»	6.5	»	43.5
Eau	200	»	»	»	0.04	199.96
Beurre (20 gr. dont 1/4 absorbé	5	0.04	4.15	»	0.007	0.75
Sel	5	»	»	»	5	»
4 h. Thé sans sucre avec lait écrémé	100	1.66	»	0.88	0.18	97.28
Lait écrémé	100	4.03	1.09	4.04	0.72	90.12
Dîner						
Pain	40	3.20	0.32	20. »	0.32	14.40
Haricots verts	150	2.85	0.42	7.36	1.23	138. »
Côtelettes de mouton rôties	150	21.48	12.82	»	2.43	143.25
Poires	100	0.36	»	8.26	»	83.8
Vin	50	»	»	6.5	»	43.5
Eau	200	»	»	»	0.04	199.96
Beurre (20 gr. dont 1/4 absorbé)	5	0.04	4.15	»	0.007	0.75
Sel	5	»	»	»	5	»
		95.48	27.74	91.29	23.464	1646.82
		cal. 350.26	cal. 239.95	cal. 354.20		

944 cal. 41

8ᵉ JOUR

Petit Déjeuner

Déjeuner

Dîner

	Poids en grammes	Albuminoïdes	Graisses	Hydrates de carbone	Sels	Eau
Petit Déjeuner						
Tasse de thé sans sucre	200	3.32	»	1.76	0.36	194.56
Pain	10	0.8	0.08	5.»	0.08	3.6
Déjeuner						
Pain	40	3.20	0.32	20.»	0.32	14.40
Huîtres	50	4.3	0.71	»	1.02	40.2
Emincé aux oignons	150	29.79	1.23	»	0.75	118.26
Oignons	100	1.62	0.10	13.69	0.59	83.50
Prunes reine-claude	50	0.20	»	1.58	»	40.1
Vin	50	»	»	6.5	»	43.5
Eau	200	»	»	»	0.04	199.96
Beurre (25 gr. dont 10 absorbés)	10	0.08	8.30	»	0.01	1.50
Sel	5	»	»	»	5	»
4 h. Thé sans sucre avec lait écrémé	100	1.66	»	0.88	0.18	97.28
Lait écrémé	100	4.03	1.09	4.04	0.72	90.12
Dîner						
Pain	40	3.20	0.32	20.»	0.32	14.40
Rognons de veau sautés sauce madère	130	33.19	4.15	»	1.87	109.27
Champignons	200	9.34	4.20	6.26	0.92	182.»
Poires	100	0.36	»	8.26	»	83.8
Vin	50	»	»	6.5	»	43.5
Eau	200	»	»	»	0.04	199.96
Beurre (20 gr. dont 1/4 absorbé)	5	0.04	4.15	»	0.007	0.75
Sel	5	»	»	»	5	»
		95.13	24.65	94.47	17.227	1560.66
		cal. 390.07	cal. 213.22	cal. 366.54		

929 cal. 83

9e JOUR

	Poids en grammes	Albuminoïdes	Graisses	Hydrates de carbone	Sels	Eau
Petit Déjeuner						
Tasse de thé sans sucre	200	3.32	»	1.76	0.36	194.56
Pain	10	0.8	0.08	5.»	0.08	3.6
Déjeuner						
Pain	40	3.20	0.32	20.»	0.32	14.40
Asperges sauce vinaigrette	50	0.89	0.12	1.31	0.27	46.87
Bifteck saignant sur le gril	150	31.06	2.61	»	1.77	114.55
Poires	100	0.36	»	8.26	»	83.8
Vin	50	»	»	6.5	»	43.5
Eau	200	»	»	»	0.04	199.96
Beurre	»	»	»	»	»	»
Sel	5	»	»	»	5	»
4 h. Thé sans sucre avec lait écrémé	100	1.66	»	0.88	0.18	97.28
Lait écrémé	100	4.03	1.09	4.04	0.72	90.12
Dîner						
Pain	40	3.20	0.32	20.»	0.32	14.40
Potage maigre aux herbes	200	0.03	2.96	»	0.71	196.30
Laitue cuite	200	2.92	0.26	3.16	1.56	188.26
Côtelettes de mouton grillées	150	21.48	12.82	»	2.70	113.23
Gruyère	25	7.37	7.46	0.38	1.23	8.59
Vin	50	»	»	6.5	»	43.5
Eau	200	»	»	»	0.04	199.96
Beurre (25 gr. dont 10 absorbés)	10	0.08	8.30	»	0.01	1.50
Sel	5	»	»	»	5	»
		80.40	36.34	77.79	20.31	1654.40
		cal. 295.87	cal 314.34	cal 304.82		

912 cal. 63

10e JOUR

Petit Déjeuner

Déjeuner

Dîner

	Poids en grammes	Albumi-noïdes	Graisses	Hydrates de carbone	Sels	Eau
Petit Déjeuner						
Tasse de thé sans sucre	200	3.32	»	1.76	0.36	194.56
Pain	10	0.8	0.08	5.»	0.08	3.6
Déjeuner						
Pain	40	3.20	0.32	20.»	0.32	14.40
Céleri frit	200	4.52	1.12	7.85	4.18	171.14
Bifteck saignant	150	31.06	2.61	»	1.77	114.55
Poires	100	0.36	»	8.26	»	83.8
Vin	50	»	»	6.5	»	43.5
Eau	200	»	»	»	0.04	199.96
Beurre (20 gr. dont 1/4 absorbé)	5	0.04	4.15	»	0.007	0.75
Sel	5	»	»	»	5	»
4 h. Thé sans sucre avec lait écrémé	100	1.66	»	0.88	0.18	97.28
Lait écrémé	100	4.03	1.09	4.04	0.72	90.12
Dîner						
Pain	40	3.20	0.32	20.»	0.32	14.40
Côtelettes de mouton sur le gril	150	21.48	12.82	»	2.70	113.25
Laitue cuite	200	2.92	0.26	3.16	1.56	188.26
Pommes	50	0.18	»	3.61	»	42.39
Vin	50	»	»	6.5	»	43.5
Eau	200	»	»	»	0.04	199.96
Beurre (20 gr. dont 1 2 absorbé)	10	0.08	8.30	»	0.01	1.50
Sel	5	»	»	»	5.»	»
		76.85	31.07	87.56	22.287	1616.92
		cal. 282.80	cal. 268.75	cal 339.73		

891 cal. 28

11ᵉ JOUR

	Poids en grammes	Albumi-noïdes	Graisses	Hydrates de carbone	Sels	Eau
Petit Déjeuner						
Tasse de thé sans sucre	200	3.32	»	1.76	0.36	194.56
Pain	10	0.8	0.08	5.»	0.08	3.6
Déjeuner						
Pain	40	3.20	0.32	20.»	0.32	14.40
Truite frite	100	17.52	0.74	»	0.80	80.50
Pissenlits au jus	200	2.92	0.26	3.16	1.56	188.26
Poulet rôti	150	29.58	2.13	1.90	2.05	114.33
Fraises	50	0.27	»	3.14	0.40	43.8
Vin	50	»	»	6.5	»	43.5
Eau	200	»	»	»	0.04	199.96
Beurre (20 gr. dont 1/4 absorbé)	5	0.04	4.15	»	0.007	0.75
Sel	5	»	»	»	5	»
4 h. Thé sans sucre avec lait écrémé	100	1.66	»	0.88	0.18	97.28
Lait écrémé	100	4.03	1.09	4.04	0.72	90.12
Dîner						
Pain	40	3.20	0.32	20.»	0.32	14.40
Soupe aux oignons avec gruyère	200	2.14	5.44	1.28	0.20	210.08
Poulet froid	150	29.58	2.13	1.90	2.05	114.33
Salade de cresson	50	1.43	0.10	1.59	0.86	45.4
Poires	100	0.36	»	8.26	»	83.8
Vin	50	»	»	6.5	»	43.5
Eau	200	»	»	»	0.04	199.96
Beurre (20 gr. dont 1/4 absorbé)	5	0.04	4.15	»	0.007	0.75
Sel	5	»	»	»	5	»
		100.09	20.91	85.91	19.994	1783.28
		cal. 368.33	cal. 180.87	cal. 333.33		

882 cal. 53

12e JOUR

	Poids en grammes	Albuminoïdes	Graisses	Hydrates de carbone	Sels	Eau
Petit Déjeuner						
Tasse de thé sans sucre	200	3.32	»	1.76	0.36	194.56
Pain	10	0.8	0.08	5.»	0.08	3.6
Déjeuner						
Pain	40	3.20	0.32	20.»	0.32	14.40
Huîtres	50	4.3	0.71	»	1.02	40.2
Choux-fleurs au jus	200	4.96	0.68	9.10	1.66	181.78
Poitrine de veau rôtie	150	29.79	1.23	»	0.75	118.26
Abricots	50	0.24	»	2.34	»	40.6
Vin	50	»	»	6.5	»	43.5
Eau	200	»	»	»	0.04	199.96
Beurre (20 gr. dont 1/4 absorbé)	5	0.04	4.15	»	0.007	0.75
Sel	5	»	»	»	5	»
4 h. Thé sans sucre avec lait écrémé	100	1.66	»	0.88	0.18	97.28
Lait écrémé	100	4.03	1.09	4.04	0.72	90.12
Dîner						
Pain	40	3.20	0.32	20.»	0.32	14.40
Laitue cuite	200	2.92	0.26	3.16	1.56	188.26
Poitrine de veau froid	150	29.79	1.23	»	0.75	118.26
Fromage de Brie	25	4.74	6.46	0.20	1.13	12.44
Vin	50	»	»	6.5	»	43.5
Eau	200	»	»	»	0.04	199.96
Beurre (20 gr. dont 1/4 absorbé)	5	0.04	4.15	»	0.007	0.75
Sel	5	»	»	»	5	»
		93.03	20.68	79.48	18.944	1572.58
		cal. 342.35	cal. 178.88	cal. 308.38		

829 cal. 61

.5

13e JOUR

	Poids en grammes	Albuminoïdes	Graisses	Hydrates de carbone	Sels	Eau
Petit Déjeuner						
Tasse de thé sans sucre	200	3.32	»	1.76	0.36	194.56
Pain	10	0.8	0.08	5.»	0.08	3.6
Déjeuner						
Pain	40	3.20	0.32	20.»	0.32	14.40
Bifteck saignant sur le gril	100	20.4	1.97	0.4	1.9	74.7
Laitue cuite	200	2.92	0.26	3.16	1.56	188.26
Abricots	50	0.24	»	2.34	»	40.6
Vin	50	»	»	6.5	»	43.5
Eau	200	»	»	»	0.04	199.96
Beurre (20 gr. dont 1/4 absorbé)	5	0.04	4.15	»	0.007	0.75
Sel	5	»	»	»	5 •	»
4 h. Thé sans sucre avec lait écrémé	100	1.66	»	0.88	0.18	97.28
Lait écrémé	100	4.03	1.09	4.04	0.72	90.12
Dîner						
Pain	40	3.20	0.32	20.»	0.32	14.40
Rognons de mouton sautés au beurre	150	24.84	4.99	0.31	1.05	117.91
Champignons	150	7.»	3.15	4.69	0.69	136.5
Gruyère	25	7.37	7.46	0.38	1.23	8.59
Vin	50	»	»	6.5	»	43.5
Eau	200	»	»	»	0.04	199.96
Beurre (20 gr. dont 1/4 absorbé)	5	0.04	4.15	»	0.007	0.75
Sel	5	»	»	»	5	»
		79.06	27.94	75.96	18.504	1469.34
		cal. 290.94	cal. 241.68	cal 204.72		

827 cal. 34

14ᵉ JOUR

	Poids en grammes	Albuminoïdes	Graisses	Hydrates de carbone	Sels	Eau
Petit Déjeuner						
Tasse de thé sans sucre	200	3.32	»	1.76	0.36	194.56
Pain	10	0.8	0.08	5.»	0.08	3.6
Déjeuner						
Pain	40	3.20	0.32	20.»	0.32	14.40
Sole frite	100	17.26	0.81	»	0.87	79.20
Choux-fleurs au gras	200	4.96	0.68	9.10	1.66	181.78
Côtelettes d'agneau rôties	100	12.81	4.32	»	0.99	56.97
Vin	50	»	»	6.5	»	43.5
Eau	200	»	»	»	0.04	199.96
Beurre (25 gr. dont 10 absorbés)	10	0.08	8.30	»	0.01	1.50
Sel	5	»	»	»	5	»
4 h. Thé sans sucre avec lait écrémé	100	1.66	»	0.88	0.18	97.28
Lait écrémé	100	4.03	1.09	4.04	0.72	90.12
Diner						
Pain	40	3.20	0.32	20.»	0.32	14.40
Laitue cuite	200	2.92	0.26	3.16	1.56	188.26
Bifteck saignant	150	31.06	2.61	»	1.77	114.55
Pommes	50	0.18	»	3.61	»	42.39
Vin	50	»	»	6.5	»	43.5
Eau	200	»	»	»	0.04	199.96
Beurre (20 gr. dont 1/4 absorbé)	5	0.04	4.15	»	0.007	0.75
Sel	5	»	»	»	5	»
		85.52	22.94	80.55	18.927	1566.68
		cal. 314.71	cal. 198.43	cal. 312.53		

825 cal. 67

15ᵉ JOUR

	Poids en grammes	Albuminoïdes	Graisses	Hydrates de carbone	Sels	Eau
Petit Déjeuner						
Tasse de thé sans sucre	200	3.32	»	1.76	0.36	194.56
Pain	10	0.8	0.08	5. »	0.08	3.6
Déjeuner						
Pain	40	3.20	0.32	20. »	0.32	14.40
Côte de bœuf rôtie	150	31.06	2.61	»	1.77	114.55
Haricots verts	150	2.85	0.42	7.36	1.23	138. »
Mirabelles	50	0.19	»	1.98	»	39.70
Vin	50	»	»	6.5	»	43.5
Eau	200	»	»	»	0.04	199.96
Beurre (20 gr. dont 1/4 absorbé)	5	0.04	4.15	»	0.007	0.75
Sel	5	»	»	»	5	»
4 h. Thé sans sucre avec lait écrémé	100	1.66	»	0.88	0.18	97. »
Lait écrémé	100	4.03	1.09	4.04	0.72	90.12
Dîner						
Pain	40	3.20	0.32	20. »	0.32	14.40
Potage maigre aux herbes	200	0.03	2.96	»	0.71	196.30
Cardons frits	100	1.1	0.5	14.1	1. »	82. »
Veau rôti	150	29.79	1.23	»	0.75	118.26
Pêches	50	0.32	»	2.24	»	40. »
Vin	50	»	»	6.5	»	43.5
Eau	200	»	»	»	0.04	199.96
Beurre (20 gr. dont 1/4 absorbé)	5	0.04	4.15	»	0.007	0.75
Sel	5	»	»	»	5	»
		81.63	17.83	90.36	17.534	1631.31
		cal. 300.39	cal. 154.22	cal. 350.59		

805 cal. 20

TABLE DES MATIERES

Saint-Dizier. — Typ. et Lith. O. Godard et A. Brulliard.

—

IMPRIMERIE

O. GODARD ET A. BRULLIARD

SAINT-DIZIER

——